つらい腰痛は「浮かせて」治す！

中川忠典　日本ＦＭＴ腰痛治療協会会長・柔道整復師【著】
日本ＦＭＴ腰痛治療協会【編】

はじめに

腰痛治療の最新常識を知ることが治癒への第一歩

本書を手にしてくださった方々の中には、ご自身が腰痛で悩まれているか、ご家族や大切な人が腰痛を抱えていらっしゃる方も多いかと思います。

腰痛は、今や日本人の４人に１人が悩んでいることから、もはや国民病といえます。

しかし、その治療法となると一時的な対症療法が主で、「腰痛は治らない」「一生つきあっていくしかない…」と諦めている方も少なくないのではないでしょうか。

決してそんなことはなく、当院においてはほとんどの方が治癒しています。

病状によって治療期間はさまざまですが、例えば、手術しかないと言われていた腰椎椎間板ヘルニアの患者さんの場合でも、３か月ほどで治癒されるケースも珍しくありません。

私はカイロプラクターとしての経験を積んだ後、柔道整復師として整形外科のリハビリに携わり、その後整骨院を開院してからは、新患１万人以上の臨床経験を積んできました。

そうした中で、これまでになかった腰を浮かせて治す腰痛治療器に出会い、さらに独自の鑑別診断法とあわせた「FMT腰痛治療法」を確立したことによって、画像検査などで特に異常が認められない非特異的腰痛（腰痛全体の85％）の大半は治ると断言できるレベルに達しました。

本文を読んでいただければ、その理由について充分ご納得いただけると思いますが、たとえ激しい痛みを伴う急性の腰痛であっても、腰を浮かせることで痛みの原因となる上半身の体重（重力）を除圧し、痛みのない状態で効果的な治療が施せるからです。

このFMT腰痛治療法によって、当院だけでなく、全国各地の治療家の仲間たちも驚くべき成果を上げています。

腰痛で悩んでいる方々に、腰痛治療に関する最新の常識と、日本ではまだ一部の人にしか知られていないこの最先端の治療法についてぜひこの機会に知っていただき、一日も早く辛い痛みから解放され、日々の生活の質を高めていただきたいというのが本書のねらいです。

この本では、「腰痛は治る！」事実とその根拠について、最新理論と技術の両面からできるだけわかりやすくお伝えしたいと思っています。

第1章では、従来の一般的な治療法では「なぜ治らないのか?」について取り上げながら、腰痛に対する基本的な理解を深めていただくと共に、これまで誰もが気づいていなかった従来の〝常識〟の盲点についてお伝えします。

第2章では、新たな常識に則った上で、「どうすれば腰痛は治るのか?」、その理論についてわかりやすく解説し、第3章では、新理論に基づく最新の治療法(FMT腰痛治療法)の実際のやり方について具体的に紹介していきます。

第4章では、FMT腰痛治療法と併せて行うとより効果的なセルフケアの方法、そして再発予防のための生活上の注意点などについてお伝えしたいと思います。

さらに第5章では、FMT腰痛治療法を導入して治療実績を上げている全国各地の治療家の先生方11名に、それぞれ体験談と臨床例を挙げていただきました。

本書の刊行目的は、ズバリ〝腰痛治療革命〟を起こすことです!

今、腰痛で悩んでいる方々にとっては、まず、腰痛治療の最新常識を知ることが治癒への第一歩となります。

これまで何をやっても腰痛が改善しなかった人も、どうか決して「腰痛は治らない」と諦めないでください!

ピンチはチャンスです。辛い腰痛だからこそ、本当に信頼できる治療、そして結果が出せる施術者、治療家との出会いを大切にしていただきたいと思います。

本書を最後まで読んでいただければ、必ずや希望を持っていただけると思います。

そして、すでに数多くの臨床によって裏づけられているこの革新的な治療法にアクセスし、治癒への第一歩を踏み出していただくことができるなら、これに優る幸せはありません。

ぜひ、あなたも、私たちと共に腰痛治療革命を起こしましょう！

平成28年10月吉日

中川　忠典

目次

第2章 「重力除去」の考え方に基づく最新の腰痛治療

第3章　「浮かせて治す」FMT腰痛治療の実際

五島広文 先生（2丁目の整骨院院長・大阪府）……164
小松道由 先生（阿部整骨院院長・宮城県）……170
坂田大将 先生（坂田鍼灸接骨院副院長・兵庫県）……176
立石善信 先生（にいじ接骨院院長・佐賀県）……182
田邉武範 先生（あおいニュートンクリニック院長・バンコク）……188
谷口成康 先生（なのはな接骨院院長・愛知県）……194
中島正勝 先生（中島接骨院院長・愛知県）……200
西田佳訓 先生（にしだ鍼灸整骨院院長・大阪府）……206
正岡良卓 先生（からだ再生工房りょうたく庵院長・愛媛県）……212

おわりに……218

巻末◎ＦＭＴ腰痛治療法を実践する全国の治療家たち……224

第1章

あなたの腰痛はなぜ治らないのか？

―今こそ知ってほしい腰痛治療の新常識―

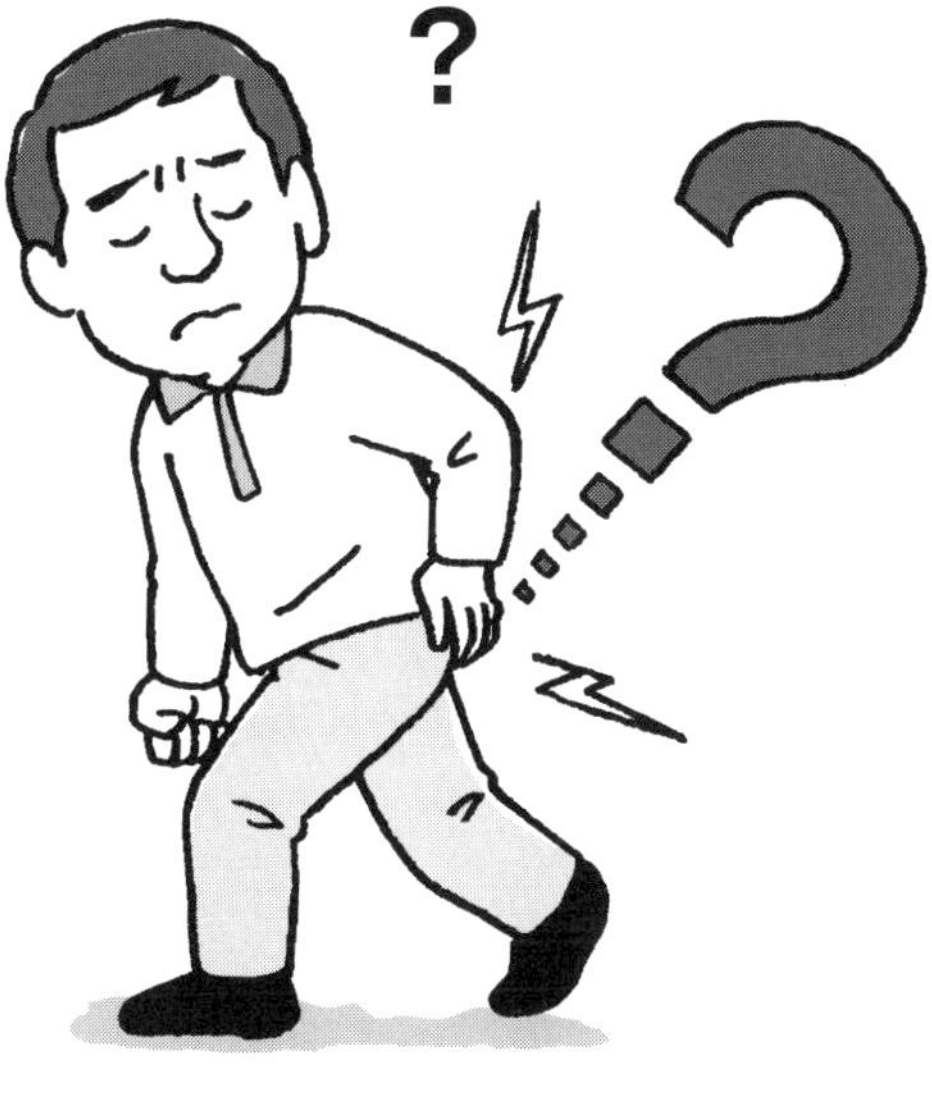

日本国民の4人に1人以上が腰痛に悩まされている

腰痛患者の数は、日本全国で約2800万人と言われています。おおよそ日本人の4人に1人は腰痛持ちということになるわけですが、中でも働き盛りの40代から60代にかけてはほぼ半数近くの人が腰痛に悩まされているのが現状です。

厚生労働省の平成25年国民生活基礎調査によると、腰痛は男性では1番目、女性でも肩こりに次いで2番目に訴えが多く、その数は増加傾向にあることから、まさに国民病と言ってもいい様相を呈しています。

もちろん、ひと口に腰痛と言っても症状や原因はさまざまで、痛みやしびれが発生する部位によっても疾患名が異なります。

一般的によく知られている腰痛は、急性腰痛症（ギックリ腰）、腰椎椎間板ヘルニア、筋筋膜性腰痛、腰椎分離症、脊柱管狭窄症、圧迫骨折などがありますが、ギックリ腰の原因にしても、椎間板の損傷、関節の機能低下、骨の異常や筋肉の障害、ストレスなどさまざまな要因が考えられます。

そこでこの章では、まず腰痛の基礎知識について確認しておきましょう。

背骨は頸部（頸椎7個）、胸部（胸椎12個）、腰部（腰椎5個）と土台の役割をする仙骨で構成されており、何らかの原因で腰椎に負担がかかったり、障害が起きることによって腰痛が発症します。

腰痛を医学的に分類すると、「特異的」「非特異的」の2つに分けられます。

特異的とは、明らかに病変があって、西洋医学の診察や画像検査などによって原因が特定できるもので、腰痛全体の約15％がこのような「特異的腰痛」と考えられています。

この腰痛の中で、代表的なものとしては、腫瘍、化膿性脊椎炎、脊椎カリエス、椎体骨折などに加えて神経症状を伴う腰椎疾患も含まれます。これらはある程度レントゲン（X線）などの画像検査でわかります。

また、坐骨神経痛を伴う腰椎椎間板ヘルニアや腰部脊柱管狭窄症などは、MRI（磁気共鳴画像診断）検査やCT検査、脊髄造影などによって確定されます。

腰椎椎間板ヘルニアは、腰部の椎間板が変性して硬くなくなり、線維輪に亀裂ができて内部の髄核が外に飛び出る疾患。腰部脊柱管狭窄症は、背骨の歪みや腰椎椎間板ヘルニア、また靭帯の肥厚などが原因で脊柱管が狭くなり、立位や歩行によって血流障害を起こし、坐骨神経痛やしびれが増す疾患で、いずれも理学的所見と画像検査、そして他の病気との鑑別を行った上で診断が下されます。

また他にも、感染や内臓の病気などが原因で発生する腰痛もあり、それらも特異的腰痛に含まれます。

例えば、腎結石、尿路結石、腎盂腎炎、泌尿器系の疾患、子宮内膜症や子宮筋腫などの婦人科系の疾患、腹部大動脈瘤などの血管系の疾患、等々です。

このように比較的原因が特定しやすい腰痛に対して、レントゲンやＭＲＩなどの画像では異常が見られず、痛みがあるのに明らかな原因を特定できないものを、「非特異的腰痛」と呼びます。

例えば、過度のストレスや不安、うつなどが引き金となる心因性腰痛症。この場合は、ストレスによって自律神経のバランスが崩れて血行が悪くなったり、筋肉が過度に緊張して起こることから、上手にストレスを発散したり、心療内科や精神科への受診が必要になってきます。

また、骨盤の歪みが腰痛の原因になることもよくあるケースです。

特に現代人女性は、出産後、骨盤が開いたままになっていて、そのため肥満になったり、腰痛になりやすくなっています。

昔は産後、腰にさらしを巻いたりするなどして骨盤を絞めていたのが、今はそのような習慣が失われ、骨盤が開いたままだと、仙骨と腸骨をつないでいる仙腸関節の動きが不安定化して、腰痛を発症させやすくするのです。

その他、ギックリ腰などの急性腰痛や軽度の椎間板症、筋筋膜性腰痛症、椎間関節障害、仙腸関節炎なども、医師がX線検査をして診察しても原因が特定できないことから、「非特異的腰痛症」と診断され、これら非特異的腰痛は実に腰痛全体の約85％にのぼります。

原因が特定できないからといって諦めてはいけない！

これは裏返せば、「西洋医学による標準治療では対処できない腰痛が大半」だということです。

そうなると、ギックリ腰や慢性腰痛など原因が特定できない腰痛は、「完治することはないので長く付き合っていくしかない」と半ば諦めてしまう人がいるのかもしれません。

しかし、決してそんなことはありません。非特異的腰痛であっても適切な「保存的療法」を受けることによって症状が改善し、痛みから解放されて平穏な日常生活を送ることは夢ではないのです。

柔道整復術と呼ばれる保存的療法においても、腰痛治療は十分守備範囲内で、医師とは違って血液生化学検査やレントゲン検査はできなくても、手技による鑑別と理にかなった独自の技術によってしっかりと結果が出せます。

どんな療法なのかについては後ほど詳しくお伝えするとして、まずは非特異的腰痛に対して行われる一般的な保存的療法について説明しておきましょう。

保存的療法とは、外科的手術以外の治療法を指します。主な療法としては、「薬物療法」「神経ブロック療法（ブロック注射）」「理学療法」「運動療法」「鍼灸あん摩マッサージ」「柔道整復術」などがあります。

これらの治療法の中には、効果のはっきりしているものとそうでないものも含まれていますが、全体としてみた場合、ある程度の治癒効果が期待できます。

一例として挙げると、手術以外の保存的療法を受けた患者さんを5年後に追跡調査したところ、50％の人は症状がなくなり、42％の人は症状はあるけれど日常生活には支障がないという結果が出ています。この調査報告によると、手術を受けなかったために日常生活で困っている患者さんはわずか8％に過ぎなかったということです。

また、腰椎椎間板ヘルニアの場合、画像検査で明らかな圧迫所見があっても手術をせず、保存的療法や時間の経過とともに大部分の人がよくなっていくのも事実で、本当に問題になる腰痛は全体の1割程度でしかないということです。

ちなみに、腰椎椎間板ヘルニアが手術適応になるのは、膀胱直腸障害（失禁）を伴う場合、神経麻痺や下肢の筋力が著しく低下している場合、保存的療法を継続できない（長期間の通院が難しい）場合と考えられます。

このことから、「原因がわからない腰痛であっても決して諦める必要はない」ということがおわかりいただけるかと思います。

通常、整形外科を受診して、筋肉や関節、骨、椎間板などに絡む腰痛と判断され、外科的処置が必要ではないケースに対しては、前述の保存的療法が施行されます。

薬物療法は、外用薬と内服薬があり、外用薬は湿布や軟膏などの塗り薬、内服薬としては痛み止めの消炎鎮痛剤、血行を良くする血流改善薬、筋肉の緊張を和らげる筋弛緩剤、筋肉や神経に作用して痛みを和らげるためのビタミン剤などがあります。

神経ブロック療法は、激しい痛みを軽減させるために、神経や神経の周辺に局所麻酔薬を用いて一時的に痛みの伝達をブロックする方法で、それゆえブロック注射とも呼ばれています。手術療法と薬物療法の中間に位置づけられ、患者さん自身の治癒能力を活性化して痛みを和らげる治療法ですが、症状に合わせて数回の注射が必要となります。

理学療法は、物理的な刺激を与えて筋肉の過剰な緊張をゆるめたり、神経の働きを回復させたりする目的で行われるもので、一定期間コルセットを装着する装具療法や、骨盤にベルトをかけて牽引する牽引療法の他、マッサージやリハビリなども理学療法に含まれます。

運動療法は、適度なストレッチや筋肉トレーニング、また、他動的に関節運動を行うことで腰痛の改善、再発予防をはかる方法で、特に3か月以上の慢性腰痛に対する有効性には高いエビデンス（科学的根拠）があります。

WHO（世界保健機関）では理学療法の中に運動療法を位置づけていて、理学療法を「運動療法、熱、低温、光、水、電気、マッサージなどを用いる身体的治療の科学及び技術であり、治療目的は鎮痛、循環促進、障害の防止、関節の可動性、筋力の協調性などの最大限の回復を図る療法」と定義づけています。

日本において、①理学療法の一つとして、「理学療法士」（有国家資格）が行うマッサージ、②国家資格を有する「あん摩マッサージ・指圧師」及び「柔道整復師」が行うマッサージ、③その他、「民間資格のセラピスト」が行うものがありますが、法的には国家試験にパスした①と②によるものを医学的根拠のある施術と呼びます。

腰痛治療の誤った〝常識〟を正す

腰痛の症状が出て、整形外科を受診したところ、画像検査で骨や椎間板の異常が認められて、「これは手術をした方がいいですね」と医師から告げられた方もいらっしゃるかもしれません。

あるいは、骨や関節、椎間板に異常が見つからなくて、「特に異常はないのでしばらく安静にして様子をみてください」と言われた方も多いでしょう。

そう言われると、「手術するしかないのか……」と観念するか、あるいは「安静にしていればよくなる」と思ってしまいがちですが、ちょっと待ってください。

長年腰痛治療に携わってきた手技療法のプロとしての立場で言わせていただくと、画像検査だけですべてがわかったり、異常があるから必ず手術をしないと改善しないというわけではありません。

もちろん、画像検査は、骨折の有無や他の重篤な病気を確認する上で大事です。

レントゲンは、骨折や骨の変形などの疾患が診断できます、特に腰椎分離症は画像検査でしかわかりません。ＣＴスキャンは、造影剤を入れて患部を詳細に観察でき、骨の立体的な構造や筋肉組織、神経組織の様子がわかります。

レントゲンやＣＴで異常がなく、筋肉や靭帯、軟骨に異常があると疑われる場合はＭＲＩ検査で確認します。脊髄造影検査（ミエログラフィー）は、さまざまな原因で脊柱管内の神経が圧迫されていたり、狭くなっている場合にその位置や程度を調べるために行われます。

このように、患部の状態、病変を確認する手段として画像検査が有用なのは確かですが、レントゲンに映った画像から痛みの原因が特定できるとは限りませんし、また

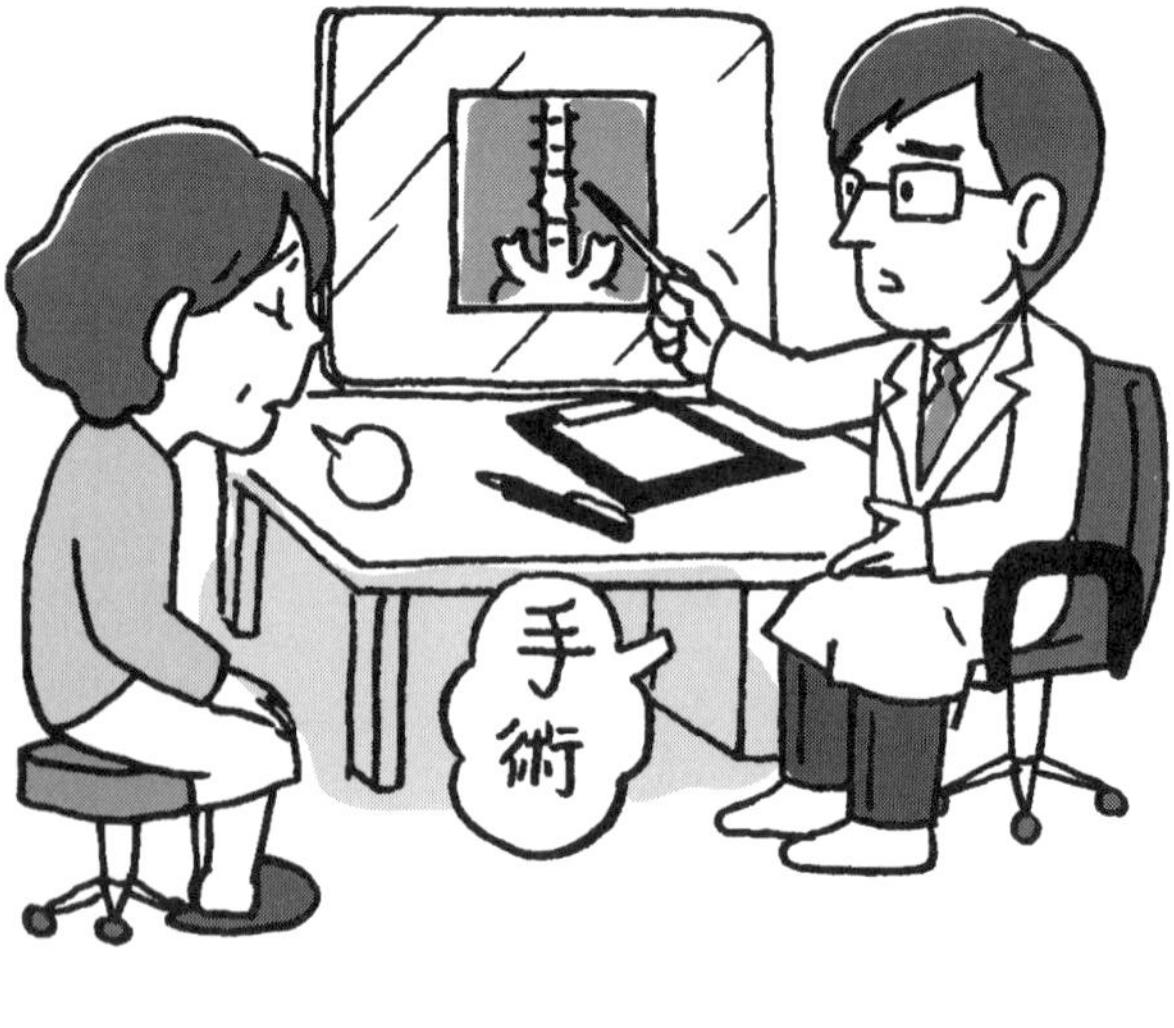

ＭＲＩで明らかな異常が見つかる割合はわずか20％程度とも言われていて、実際にはＭＲＩでも異常が見つからないケースも少なくないのです。

まして、レントゲンにしてもＭＲＩにしても、腰に痛みのある患者さんにとって検査の際に体位を変換することはかなり腰に負担がかかってつらいものなので、はたして重篤な症状として危険信号（レッドフラッグ）のない患者さんにまで初診時から検査を強いる必要があるのか甚だ疑問です。

また、患者さんの中には手術をしなくても自然に治るケースや、手術をしても改善せず、かえって悪化したケースがあるのも事実です。

手術は身体に負担がかかるだけでなく、手術をしたとしても症状によっては再発の可能性もあるので、もし手術をしなくてもすむのなら、それに越したことはないでしょう。

しかし、かといって、ただ家でじっと安静にしているだけでもよくありません。こう言うと、「アレ!?　以前どこかで聞いた話と違うけど……」と戸惑われる人もいるかもしれませんが、腰痛治療においてかつては〝常識〟と思われていたことでも、実は誤っていたことがたくさんあるのです。

ここで、そんな疑わしい〝常識〟を正しておきましょう。

まず、「画像検査は絶対に必要、万能」なのかどうかについて。

これに関しては、公益社団法人日本整形外科学会と一般社団法人日本腰痛学会によって、画像検査で原因が特定できない腰痛が大半を占めていることが明らかになっていることから、「重篤な脊椎疾患の兆候がない限り、すべての患者に画像検査をする必要はない」(『腰痛診療ガイドライン２０１２』) というのが新たな常識になっています。

日本整形外科学会は、会員数２万名を超える世界でも有数の規模の整形外科学会で、日本腰痛学会は、腰痛に関する学術的研究を通じて国民の健康増進に寄与することを目的としている学会です。

これら２つの学会が共同でまとめた治療・診断の指針『腰痛診療ガイドライン２０１２』(以下、ガイドライン) によると、「ＭＲＩの画像診断でヘルニアがあっても腰痛のない人が76％もいた。また腰痛のない健康な人の85％に椎間板変性が発見された」という結果が報告されています。

このことからも、画像検査でヘルニアが見つかったからといって、それが痛みの原因とは言えないことは明らかで、画像検査における異常所見がイコール痛みの原因とは限らないということは、専門家であればもはや周知の事実です。

要するに、「腰痛患者に対して画像検査を全例に行うことは必ずしも必要ではない」ということです。

画像検査は必要であっても万能ではない——今ではそれが正しい常識であり、画像検査が必要とされるのは主に次のようなケースだと言われています。

がんや骨折などの外傷、または感染などの重い脊椎疾患が疑われ、「体重減少」「時間や活動性に関係のない腰痛」など明らかに危険信号のある場合や、「麻痺やしびれなどの神経症状がある場合」など。

そのような危険信号がない腰痛ならば、「すぐに検査をしなくてはいけない」わけではないし、「検査をすれば必ず原因が特定できる」というわけでもないのです。

「絶対安静」はかえってよくない

次に、「安静にしていればよい」という点はどうでしょうか?

これについても、すでにはっきりとした結論が出されています。

前述のガイドラインには、「ベッド上安静は、従来、腰痛に対する治療手段として広く行われていた。しかし現在では、その効果は低いとするエビデンスレベルの高い報告が多い」と記されています。

確かに、急性腰痛の直後は、数日間の安静は必要ですが、どれだけ安静にしていればいいかは断定できませんし、実際問題、働き盛りの人などはそれで良くなるかどうかはわからないのに、1週間も2週間も仕事を休んで寝てはいられないでしょう。

多くの一流の専門家は、「2日以下の安静」を示唆しています。

要するに、「ギックリ腰などの急性腰痛の時には絶対安静で、痛みが治まるまでは動かないのが一番よい」という従来の〝常識〟は間違いで、確たる根拠がなく、寝たきりにしてはいけないのです。

ガイドラインでは、「発症から72時間未満でも、ベッドで絶対安静にしているより痛みに応じて普段と同じように活動したほうが回復は早く、介護職など職業が原因の腰痛でも、休職期間は短いほうが再発予防に効果的」としています。

つまり、ベッドに寝たままだと回復を遅らせるだけでなく、筋力低下や血行不良などによって身体機能が低下して合併症を誘発する恐れもあるため、かえって回復を長引かせるだけなのです。

絶対安静、安静臥床《あんせいがしょう》は避けて、むしろ積極的に動いた方が良い結果が得られる――これは過去1万例以上の症例を扱ってきた私自身の経験からも充分うなずける〝常識〟です。

さらにこの点に関連して、「慢性的な腰痛でも運動は避けた方が良い」という古い考え方があります。

結論から言うとこれも間違いで、深刻に考え過ぎて安静にしているよりも、むしろ身体を動かした方が症状が軽くなる可能性が高く、「適度な運動療法を行うのが効果的」というのが新常識です。

同ガイドライン策定委員会委員長で、福島県立医科大学会津医療センターの白土修教授らが運動療法と薬物療法の比較試験を行ったところ、「3か月以上続く慢性腰痛には運動療法が良かった」と報告されています。

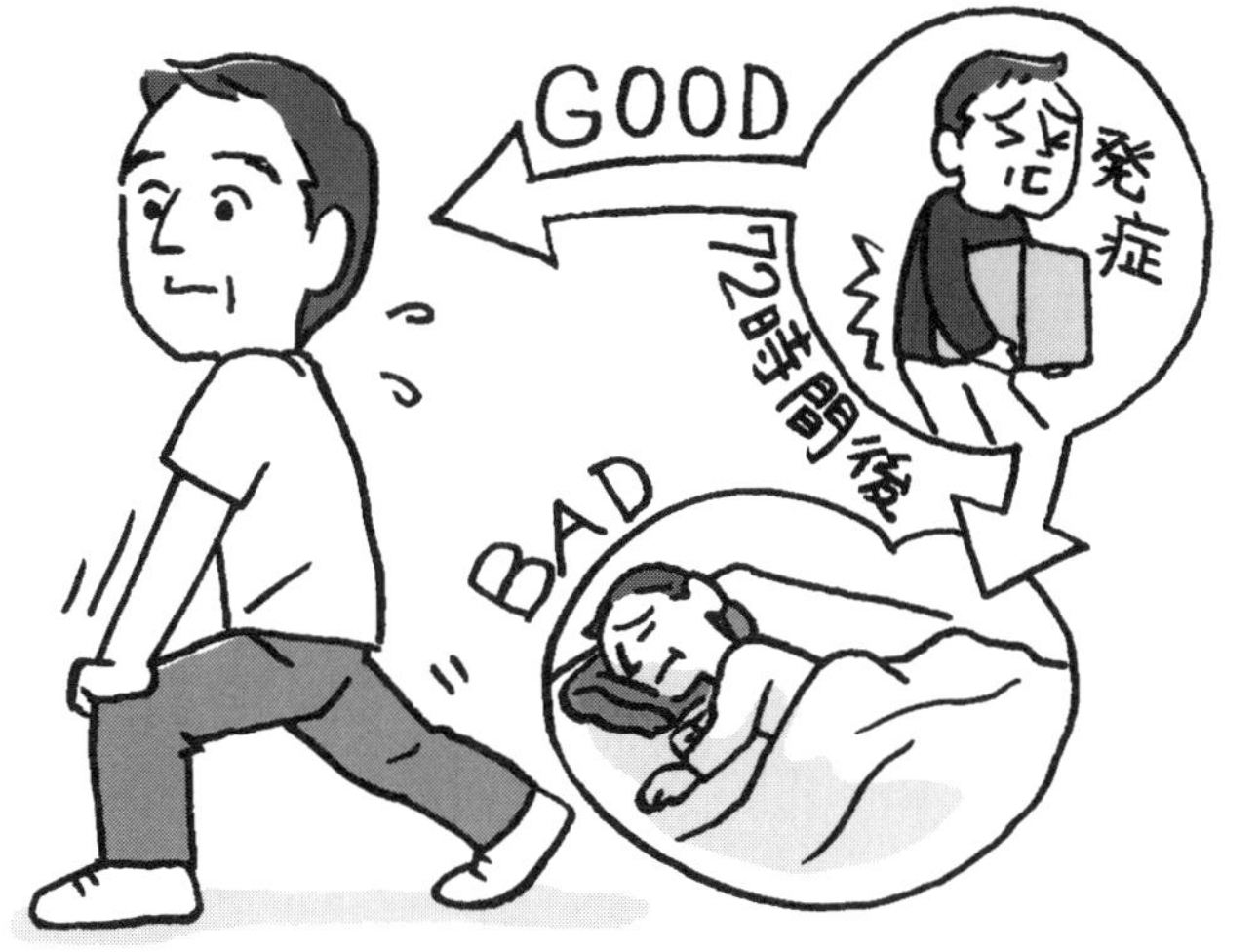

この比較試験では、痛みを和らげる効果は同程度だったのに対して、生活の質や機能回復面では運動療法群が明らかに有効だったことから、「ストレッチや腹筋、背筋の強化を毎日続けることは再発予防にも有効」とし、「運動療法は、他の保存的治療群と比べて痛みや機能障害の改善に効果がある。そして開始後1年以内では欠勤日数を軽減させ、職場復帰率を増やす効果がある」と結論づけています。

この調査報告も、私の長年にわたる腰痛治療の症例と一致していて、適度な運動、そしてストレッチや筋トレなどの運動療法は、元の日常生活や職場への早期復帰、そして再発予防につながるのは確かです。

「腰を反らしてはいけない」というのも間違い!?

次の話も、すでに書き換えられている時代遅れの常識です。

やや専門的な話題になりますが、大事なことなので触れておきます。

かつては、坐骨神経痛や腰痛治療に対して、「腰椎を屈曲することは奨励されるが、伸展方向の運動はやってはいけない(禁忌)」とされていました。

しかし、これも誤りであることがわかっています。

腰椎屈曲というのは腰を前に曲げる、いわゆる前屈のことで、反対に腰を後ろに反らすことを腰椎伸展、あるいは後屈と言います。

「腰椎を伸展するのは禁忌」とされるのは、腰を反らせると神経を圧迫してしまう恐れがあるからというのがその理由だったのですが、その可能性があるのは脊柱管狭窄症など一部の特異的腰痛の場合であって、腰を反らすと痛みが出る後屈障害型腰痛の大半は、実は「腰椎前彎」が失われていることに起因しています。

腰椎前彎とは、背骨からつながってS字型に彎曲している腰椎（脊柱）のカーブです。

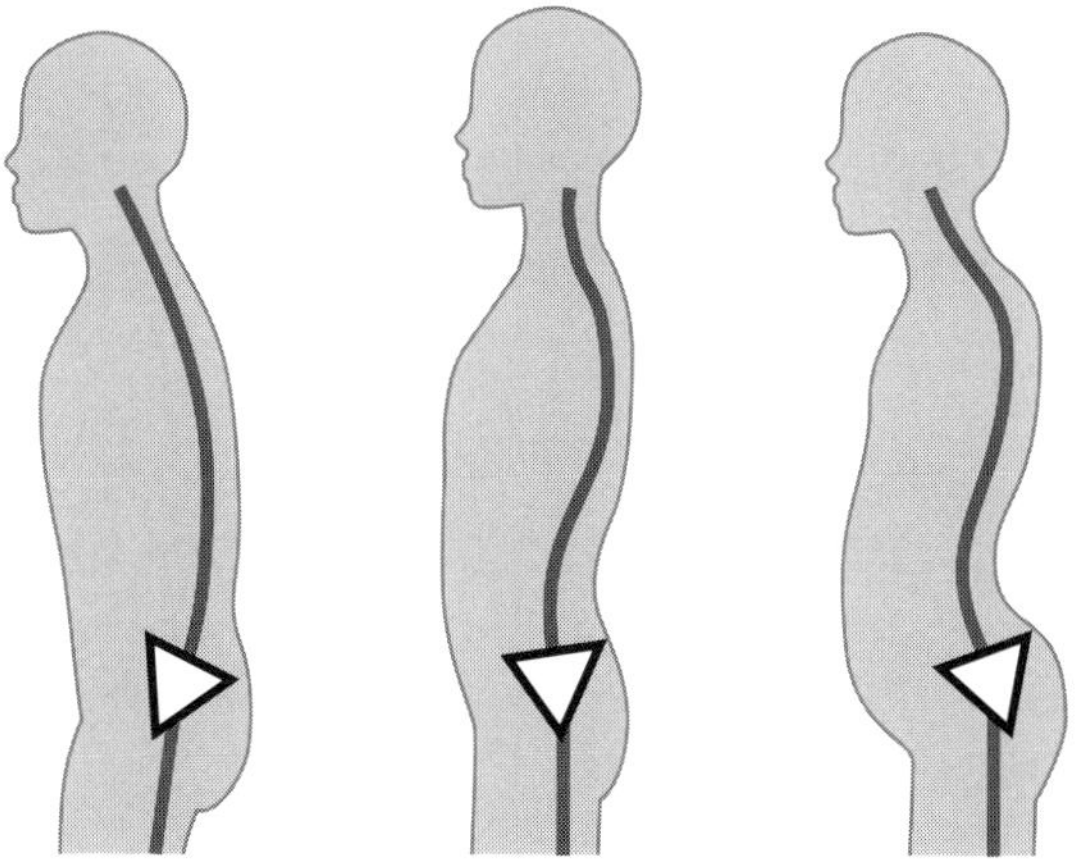

つまり横から見た時、上から順に、頸椎の並びは前彎、胸椎は後彎、そして腰椎が前彎して生理的なカーブを描いているのが本来の理想的な背骨の形なのです。

この脊柱のS字カーブによって重力の負担を軽減しているわけですが、仮に腹筋が弱くなり腰の部分から丸まってしまうような猫背タイプで、骨盤が後ろに傾いて腰椎前彎が失われてしまうと、頭部や上半身の重み、つまり重力による負荷がダイレクトに腰椎にのしかかってきます。

この状態が長く続くと、腰の骨の一部が後方に突出し、骨と骨の間にある椎間板の前方が圧迫される代わりに後方が傷つきやすくなり、腰痛の原因になってしまうので

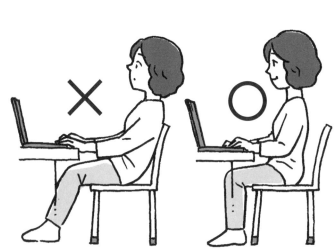

す。

したがって、運動療法によって自然な前彎を回復することが大事で、そのためには腰椎の伸展方向の運動が不可欠なのです。

実際に、専門医による調査でも、これまで腰椎伸展をしてかえって腰痛が悪化したという報告はなく、私自身の経験からも適度な伸展は自然な前彎を取り戻し、治療効果を高めるのは明らかです。

考え方としては、①後屈（伸展）で痛みが出るのは関節性腰痛であり、前屈運動で改善する。②前屈で痛みの出るのは椎間板性腰痛であり、後屈運動で改善する。③腰部の伸展運動は腰椎の自然な前彎を回復することにより腰痛を治癒させる、ということです。

また最近は、腰椎や骨粗鬆症などに伴う腰椎前彎減少は、筋肉の血流量を減少させ、老廃物が蓄積し、その結果、筋内圧が上昇して腰痛の原因になり得るという報告もあり、このような点から見ても、やはり前彎回復のための腰椎伸展の必要性は新たな常識と言えるでしょう。

手術は保存的療法と比べて治療成績がいいわけではない

次に、手術と保存的療法の治療成績の違いについて見てみましょう。

「運動麻痺や知覚障害の回復に関して、保存的療法と比べて手術の方が治療成績が良い」

「進行性の神経麻痺がある場合、手術しか方法がない」という見方があります。

しかし、この点に関しても、日本の脊椎・脊髄外科の臨床・研究ではトップクラスの脊椎外科医の菊地臣一先生（福島県立医科大学 現理事長兼学長）が『続・腰痛をめぐる常識のウソ』（金原出版）の中で次のように述べています。

「脊椎外科医は高度な麻痺を呈している患者さんをみた時には手術を勧めます。著者も手術を勧めています。では、手術による神経機能の改善は期待できるのかというと、その治療成績は決して良くありません。このことに関してはすでに多数の文献で明らかにされています。―中略―筆者が調べた限りでは、手術が運動麻痺や知覚障害に対して改善効果が保存療法より優れていることを証明した文献はありません。―中略―高度な麻痺例に対して、「手術しかない」という説明だけでは厳密には不十分といわざるを得ません」

つまり、高度麻痺に対して手術は適応だけれど、予後は必ずしも良くなく、手術が手術以外の保存的療法よりも優れていると言える確たる証拠はない、ということです。

また、保存的療法の一つで、脊椎マニピュレーションと呼ばれる手技療法がありますが、かつては「脊椎マニピュレーションはインチキ治療である」と断じる医療関係者もいました。

脊椎マニピュレーションは、主にカイロプラクティックという手技療法の中で用いられる治療の一つで、「神経根症状のない急性腰痛の患者に対しては、発症1か月以内に用いれば有効性が高い」ことがわかっています。

カイロプラクティックとは、背骨を中心に骨格の歪みを手技で調整することにより、神経の働きを高めて健康を回復させる米国発の手技療法です。

米国内では全腰痛患者の40%がカイロプラクターの治療を受けていて、欧米の公的なガイドラインにおいて脊椎マニピュレーションが急性腰痛に対する治療手段として奨励されていることもあって、日本でも各方面の治療関係者から注目されるようになりました。

最近では、脊椎の専門医とカイロプラクターからなる合同委員会とカイロプラクター単独の委員会で、脊椎マニピュレーションの適応が約7割の症例で一致したという報告があり、私も長年カイロプラクターとして施術を行ってきた経験から、その有効性はよく実感しています（但し、カイロプラクティックだけでも限界があります）。

このように、「手術以外の保存的療法の中にも治療効果が高いものがある」ということを知っていれば、決して諦めることはなく、希望が持てるのではないでしょうか。

温熱は一時的、牽引療法も有効性は低い

では次に、保存的療法の一つとして整形外科や接骨院などでよく行われる、「温熱療法」や「牽引療法」の効果についても確認しておきましょう。

まず、患部を温める温熱療法について、日本のガイドラインでは「急性に対しては短期的には有効。慢性腰痛に対しては質の高いエビデンスは存在しない」と結論づけています。

また、米国の腰痛治療ガイドラインでは、温熱療法に関しては牽引療法と同じく否定的な見解を示しています。

つまり、温熱療法は、急性腰痛には一時的に効果があっても、慢性腰痛には効くかどうかははっきりしていないのです。私の個人的な意見としては、疼痛の除去と栄養の循環という観点で効果は期待できると考えております。

牽引療法は、腰部の筋肉や靭帯への伸展収縮によるマッサージや刺激効果を期待して、

専用の機器を用いて患者の腰部や下肢を強制的に牽引する方法です。

しかし、前述の『腰痛診療ガイドライン』の中では、「腰痛患者全般に対する牽引療法が有効である可能性は低い」とはっきり書かれていて、日本整形外科学会の『腰椎椎間板ヘルニア診療ガイドライン』（日本脊椎脊髄病学会監修）でも、「牽引療法がヘルニアによる腰痛、下肢痛の改善に有効であるかは明らかではなく、保存療法の一環として牽引療法選択の是非を検討する必要がある」と記されています。

また、菊地臣一先生も、著書の中で下記のように記しています。

「腰痛の治療に関与している専門家で、骨盤牽引が治療手段として真に有効であると思っている人は、あまりいないのではないでしょうか」「文献でみる限り、急性・慢性に限らず骨盤牽引が腰痛患者に効果的であるという根拠は今のところ示されていません」（『続・腰痛をめぐる常識のウソ』）

要するに、効果的な腰椎牽引についてのエビデンスはなく、ストレッチとは原理も作用も違います。

「何となく効きそう」「本人がやりたければどうぞ」というのが実際のところで、意識がはっきりした状態で牽引されるとかえって筋肉が緊張したり、過度で急激な牽引はかえって組織損傷の原因になることもあるので要注意、というのが新常識です。

患者さんにとって当たり外れがあるわけ

では、腰痛を治すにはどうしたらいいのか?

いよいよ、ここからが本題です。

「腰が痛い!」と感じたら、まず市販の湿布薬を貼ったり、痛み止めを飲んでみる。それでも痛みが治まらなければ、いよいよ整形外科に行ってみる。

あまり変化がなく、信頼できる医療機関が見当たらないとすると、近くの整体院や整骨院(接骨院)を訊ねるというのが普通でしょう。

知人や友人の紹介、また最近ではインターネットなどで情報を得て、「ここが良さそうだ」と思ったところに行って、マッサージや指圧、あるいは背骨や骨盤を矯正してもらったり、理学療法を試してみる。

それで短期間に改善すれば、何も言うことはありません。

しかし実際には、病院に通い、さらに鍼灸、カイロプラクティック、整体等々いろいろと治療を受けてきたけれど、「腰の痛みはいっこうに改善されない」「何かの拍子にぶり返すのでハラハラしている」と嘆いている人たちがたくさんいるのです。

その理由は、施術者によって腰痛に対する確固たる理論と技術レベルがさまざまで、患者さんにとっては〝当たり外れ〟があるからです。

腰痛で悩んでいる人にとっては、保存的療法の枠組みに入らない民間療法も巷にはたくさんあるので、「いったいどこに行けばいいのかわからない」のが正直なところではないかと思います。できるだけ早く確実に腰痛を治したければ、「信頼できる施術者・治療院を見つける」のが一番の早道です！

そのためにも、腰痛ケアの専門家と言ってもさまざまな施術者がいる、ということをぜひ知っておいていただきたいと思います。

主に手技療法を用いるのは、前述した医療系の国家資格である理学療法士（徒手療法）、あん摩マッサージ指圧師、柔道整復師で、民間資格の場合はカイロプラクターや整体師、アロマセラピストなどで、いわゆるクイックマッサージ屋さんも含まれます。

国家資格の場合は、専門の養成校で最低でも3年以上学び、必要な知識と技術を身につけ、受験資格を取得した上で国家試験にパスしなくてはなりません。専門学校では、基礎医学（解剖学・生理学・病理学・公衆衛生学・リハビリテーション理論・関係法規など）

に加えてそれぞれ専門領域の学問を履修します。

一方、民間資格の場合は、千差万別です。中には1週間くらいトレーニングをしてすぐに施術に入るというところや、ある程度しっかりしたカリキュラムに則って、理論と実技を学ぶところもあって、各団体によってさまざまです。

ちなみに、カイロプラクティック（カイロは手技、プラクティックは治療という意味）は、米国で100年ほどの歴史がある手技療法です。このカイロプラクターも米国では西洋医学のドクターと同様、国家資格ですが、日本では国家資格ではありません。

このように、カテゴリーで見ると、有国家資格者による施術は「医療の一分野」、それに対して、民間資格のセラピストによる施術は「医療的行為ではない」という違いがあります。医療的行為であれば当然結果が問われますが、そうでなければ、「お母さんのお手当て」的なリラックス効果やレベルでもかまわず、極端な言い方をすれば症状が改善しなくても特に問題はないわけです。

ところが、実際の個々の施術者の〝腕〟となると、まさに千差万別で、「国家資格を持っているから腕が良い」「民間資格だから信頼し難い」とは言えません。

国家資格を取得しているからといっても、とりわけ今の時代は、中には誇大広告を掲げたり、せっかく治療効果の期待できる技術を学んでいても、害のない「揉み屋」さんとして保険を使って儲け主義に偏っている施術者もいないわけではないからです。

また反対に、民間資格であっても、卒業後にいろいろな現場で研鑽を積んで腕を磨いている施術者もいるので、体調の改善や疲労回復など、それなりの効果が期待できますから、一概に言えません。

実際には、資格の有無や施術方法だけで、腕が確かかどうかは判断しづらいのが正直なところでしょう。

信頼できる施術者の条件としては、最新の知識や情報を得たり、より患者さんの満足度を高めるためにスキルアップできるように人一倍努力を続けていることはもちろん、「医は仁術」といわれるように、一人ひとりの患者さんにいかに誠意ある対応・接遇をしているかがとても大事です。

その意味でも、ホームページなどの一方的な情報に惑わされることなく、総合的な観点からできるだけ信頼できる治療院を選ぶのが賢明だと思います。

腰痛に対するマッサージ効果ははっきりしていない

信頼できる治療院、施術者かどうかを判断するための決め手の一つが、「腰痛治療に対してどのような考え方（理論）に立って、どのような技術を提供しているか」ではないでしょうか。

一般的に、「腰痛にはマッサージが良いのでは」と考えて、読者の方の中にも定期的にマッサージを受けているという方もいらっしゃるかもしれません。

はたして、その効果のほどはどうなのかといえば……腰痛治療を目的とするなら、それだけでは期待薄です。

確かに、マッサージを受けると血流が良くなって一時的に痛みが和らぐ効果はありますが、『腰痛診療ガイドライン』でも「他の一般的な療法と比べて治療効果に差はない」「1か月以上続く痛みにはマッサージの効果ははっきりしない」と記されています。

また、いわゆるクイックマッサージや一般的な整体院で行う揉み中心の施術も同様で、筋肉のこりはほぐれても根本的な改善は望めないでしょう。

なぜなら、マッサージは、皮膚への刺激によって自律神経系や免疫系などに作用して、筋肉の緊張を緩和し、血液やリンパ液の代謝を向上させて自然治癒力をアップさせる働きを期待するもので、それだけでは腰痛そのものの原因を特定（鑑別）して、根治に導くための技術とは言えないからです。

あくまで一時的な対症療法であって、完全治癒を目ざしてその原因そのものを取り除こうとする根治療法とは言えません。

「イタ気持ちいい」などの強い刺激を受けていると、腫れたり、揉み返しが起きる恐れもあり、くり返しているうちにさらに強い刺激を求めるようになって、下手をすると内出血する場合もあるので、注意が必要です。

治療を目的としたマッサージであれば、ちゃんと原因を鑑別した上で、揉む必要があれば揉むし、関節を調整する必要があるなら関節部への適切なアプローチを行います。

この不具合の原因を正確に特定する「鑑別技術」をどれだけ持っているかが、信頼できる施術者かどうかの決め手になると言っても決して過言ではないでしょう。

仮に、筋肉疲労が原因だとしても、マッサージのみで筋緊張を緩和するだけでは不十分で、弾力（張力）が失われて緩み過ぎた筋肉の収縮力を正常化させる手技療法も必要です。

これは、「筋トーヌス（緊張力）を整える」ためのダイナミックなストレッチで、これによって、血行促進、可動域の改善、疲労回復、ケガの予防、疼痛の除去などの効果が期待できます。

要するに、筋肉は緊張と弛緩のバランスが大事で、ただ「こわばった筋肉を緩めれば良い」というものではないのです。

一方、背骨の矯正を行うカイロプラクティックの場合は、前述したように脊柱マニピュレーションという手技が効果的との評価がなされており、私の経験からしても、骨格矯正による治療効果は期待できます（もちろんカイロプラクターの腕にもよりますが）。

しかしその反面、椎間板を損傷しているケースだと症状の緩和は難しく、運動器系の腰痛の原因を脊柱の歪みだけに一元化して、一つの技で背骨のみに対処しようとしてしまうところに、自ずから限界があるのも事実です。

なぜなら、腰痛の原因は、骨の歪みだけでなく、「筋筋膜性」「関節性」「椎間板性」由来の痛みがあって、椎間板に原因がある場合は、椎間板にアプローチする必要があるからです。

いずれにしても、「治療目的」ではない施術は、痛みの原因を鑑別できるかどうかは問われず、また効果がはっきりしなくても許されるゆるさがあるので、患者さんサイドでよく見極める目が養われていないと、「高い料金を払って通っているのにいっこうに良くならない」「宣伝に騙された！」「インターネットでの評判とは違っていた」などと嘆くことになりかねません。

４００年の歴史を持つ日本の伝統的な手技療法

では、私たちが行っている柔道整復術はどうなのか？

まずは、柔道整復術（師）について「よく知らない」という方のために簡単に説明をしておきましょう。

現在、柔道整復師は、厚生労働大臣免許の国家資格となっていて、機能訓練指導員としても認められている資格です。

そもそも、整復術は、４００年以上の歴史を持つ日本の伝統的な手技療法で、その発祥は柔術や古武道などの伝統武術の活法、いわゆる筋骨格系の治療術で「骨つぎ」と呼ばれてきました。

昔から、「骨つぎ」は筋肉や骨格系の治療を受け持っていて、内臓系を受け持つ「医者」と、入れ歯をつくったり口腔内を受け持つ「歯抜き」（現在の歯科医師）と並んで三大医療の一つでした。

「骨つぎ」という言葉からわかるように、柔道整復師は、骨折してしまった患部を正常な位置に戻す整復技術を習得しています。

整復というのは、骨折・脱臼・捻挫・挫傷・打撲などの損傷によって正常な位置から逸脱した骨・軟骨・関節などの硬組織や、筋・腱・靱帯などの軟部組織を正常な位置に復元させる技術の総称で、原因を探るために手技を用い、レントゲンを撮ったり手術をしないので「非観血的療法」とも呼ばれます。

この原因を探る技術を鑑別と言うわけですが、具体的には問診と触診に当たるさまざまな検査によって、どこにどの程度の不具合があるかを診断していきます。そして、医師と同じように、仮説に基づいて治療計画を立て、それに沿って整復していくわけです。

元来、柔道整復師が得意としてきたのは主に骨折や脱臼だったので、かつては「接骨院」という看板を掲げているところが多かったのですが、最近では骨を正しく接げる柔道整復師は少なく、骨格矯正などの他の手技療法やいろいろな理学療法を取り入れることによって全身を整える「整骨院」という看板を掲げる治療院が増えています（したがって本文中では接骨・整骨院と記します）。

柔道整復術は、従来の保存的療法としての枠組みに入っていないことから、『腰痛診療ガイドライン』では取り上げられてはいません。しかし、カイロプラクターでもある私の経験からしても、柔道整復術では原因を鑑別する技術に加えて、自然治癒力を引き出すための手技療法や、適度な運動によって機能回復をはかる運動療法などを行うことから、腰痛治療への効果はかなり高いと断言できます。

柔道整復師は、整復法の他に、骨折や脱臼した患部をギプスなどで固定して回復を図る固定法、さらに後療法と呼ばれる手技療法や運動療法、リハビリ技術などを習得しているので、骨や筋肉などの運動器系のトラブルに対して総合的なアプローチが可能です。

もちろん、施術者の経験知や技術によって差はあるものの、各種の手技療法と併せて適切な運動療法を施すことができれば、腰痛治療に対してもより高い効果を発揮できます。

例えば、最近増えている椎間板の損傷を伴うギックリ腰の場合でも、椎間板の突出程度が中程度以下であれば、手技による保存的療法で改善する確率は非常に高いと思います。

腰痛患者さんの場合、特に知りたいのが、「治るのか?」「治るとしたらいつ頃まで治療に通えばいいのか?」だと思いますが、良心的な接骨・整骨院なら、初診でしっかりと治療計画を立てて患者さんに伝えるか、計画書を手渡すので、患者さんにとってはとても安心でき、希望が持てます。

その治療計画に沿って通院回数や頻度がある程度決まってくるので、職場や普段の日常生活、あるいはスポーツのトレーニングに復帰できる時期も想定しやすくなります。

また、カイロプラクティックや整体が全額自費なのに対して、接骨・整骨院では原因がはっきりしている症状については保険が適用されることもあるので、患者さんにとっては負担が少ないという利点もあります。

このように、基本的に治療目的での施術を提供しているのが柔道整復師であり、接骨・整骨院だということがおわかりいただけたかと思います。

もし治療計画通りに改善が見られない場合は、他の重篤な疾患による危険信号（レッドフラッグ）がないかどうかを確認し、しかるべき医療機関や医師と連携するなど、常に患者さんに寄り添った治療を心がけている治療院であれば、より信頼できると思います。

さらにその上で、現場の術者が腰痛に対してどのような考え方、理論を基に施術に臨んでいるかがとても重要です。それによってどのような技術が求められるかが決まり、その技術レベルの高低によって治療効果に大きな差が生まれるのです。

次章では、私がたどり着いた腰痛に関する新理論についてご紹介したいと思います。

第2章

「重力除去」の考え方に基づく最新の腰痛治療

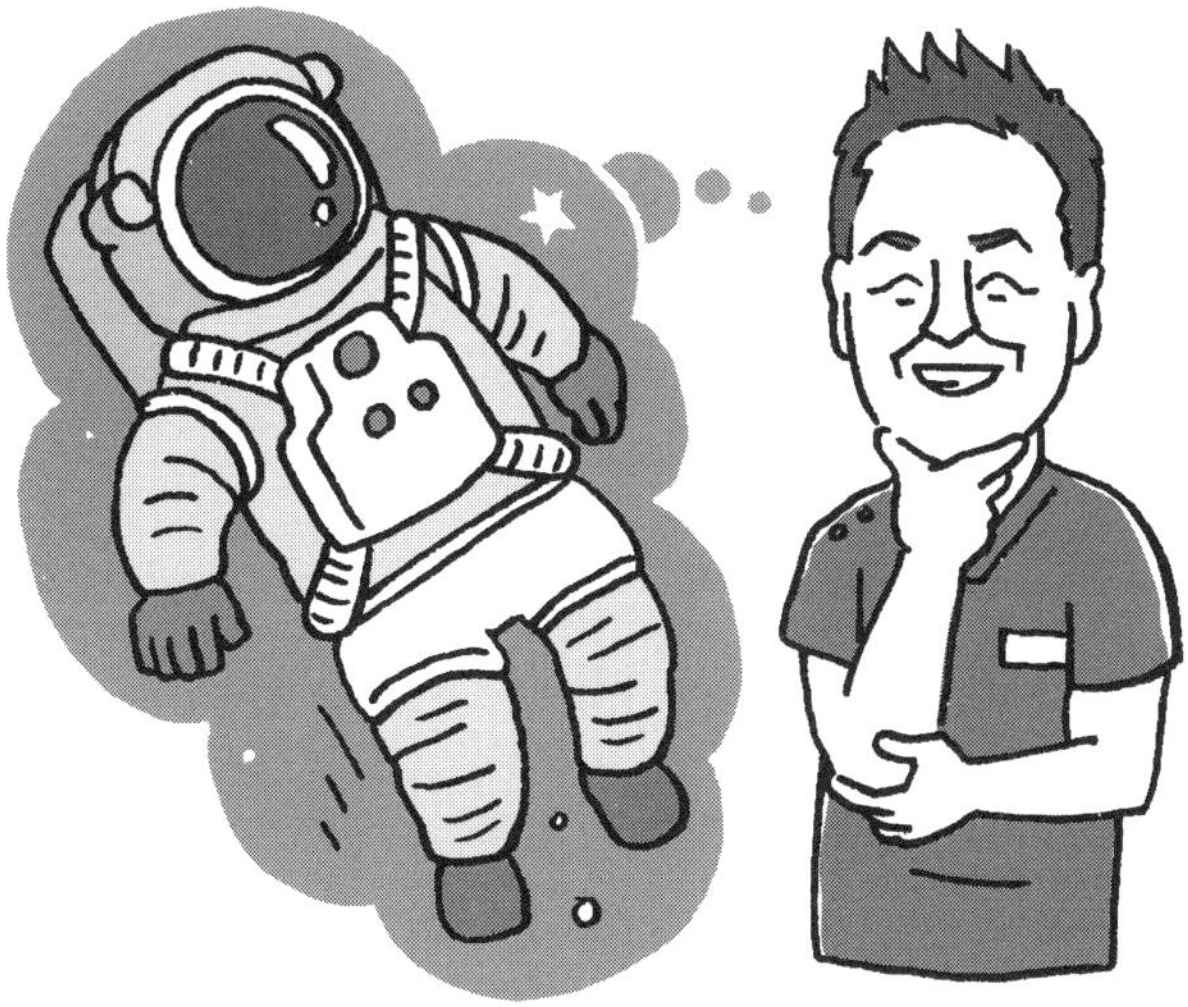

最新の情報を得て、最適な腰痛治療を

この章では、前章で述べた腰痛治療の新常識に沿って、「どうすれば腰痛は治るのか？」「何が最適な腰痛治療なのか？」について順を追ってお伝えしたいと思います。

まずはじめに、自分の腰痛が、原因のはっきりしている特異的な腰痛なのか、それとも原因のはっきりしない非特異的な腰痛なのかを知ることが先決ですが、それはある程度自分でも推察できます。

腰痛全体の85％を占める非特異的腰痛、つまり骨折や変形など骨に器質的な異常がない腰痛の場合は、基本的に動いている時に痛みが生じ、安静にしているとおさまります。

もし、動いている時だけでなく、横になっている時や安静にしている時にも痛みが出現するようなら特異的腰痛の可能性があり、骨折や炎症、悪性腫瘍などが原因となっている恐れもあるため、医師による診察が必要な場合も出てきます。

接骨・整骨院の場合、基本的には、腰痛全体の85％を占める非特異的腰痛の患者さんが施術の対象となります。

そこで、柔道整復師にとって大事なことは、目の前の患者さんの痛みの原因を考えた時

に、「手技療法が適応か」、それとも「医師による診断と治療が必要か」を最初に鑑別することです。

この時点での鑑別のことを「第一次スクリーニング」と呼び、このスクリーニングによって、もし後者の可能性があると思われたら、速やかに医師を紹介するか、医療機関での検査を勧めるのが良心的な施術者の態度だと言えるでしょう。

ご本人が痛めた原因がわかっていたり、痛めた直後の時であれば、柔道整復師は、問診や触診を行いながらどこに責任部位があるか、さまざまなヒントを手がかりに原因を特定していきます。

もし、慢性化してしまっている腰痛であれば、姿勢の問題や加齢などの影響も含まれてくるため、責任部位の特定が難しくなってきます。

それだけ施術者の腕が問われるわけですが、いずれにしても第一次スクリーニングで医師の診断が必要ではなく、運動器系の腰痛であると推察される場合は、柔道整復師は直ちに問診と手技を使って責任部位を確認した後に、治療計画を立てていきます。

そして、鑑別診断に基づいて責任部位の原因除去に集中し、患者さんご自身の自然治癒力の賦活を促しながら患部の機能回復を図っていき、もし治療計画通り改善が見られない場合には別の原因が考えられるので、医師と連携を取りながら改善の道を探っていきます。

腰痛の中でも、施術者にとってとりわけ治療の困難さを伴うのは、椎間板を損傷した急性腰痛、腰椎椎間板ヘルニアの患者さんです。

椎間板の損傷による腰痛は、他の腰痛に比べて痛みの範囲が広く、また痛みの程度も激しいため、ベッドに寝てもらうことも困難なことが多く、通常の手技では歯が立たないことが多いからです。

腰椎椎間板ヘルニアでも、ステージ（病期）が低く、手技療法が可能であれば、FMT腰痛治療法による保存的療法でも手術を受けた場合と変わらないくらい疼痛が緩和・解消し、機能回復も望めます。

腰痛は重力が原因、ならば重力の負荷を取ってあげればいい！

ここで少し過去に遡って、私の体験談を述べておきます。

私の場合は、もともとカイロプラクティックを学び、その後、柔道整復師になりました。卒後の研修として、リハビリテーションに大変理解の深い整形外科の医師のもとで、4年間、数多くの画像診断や症例を見てきました。

そして治療院を開業してからも、自分なりに研鑽を積む中でほとんどの症例に自信を持って対処することができました。

ところが、唯一、椎間板を損傷した急性腰痛についてはこれまでの手技療法では歯が立たず、つらい痛みを我慢して松葉杖やご家族に脇を抱えられてやっとの思いで来院していただいても、ベッドに横になってもらうことさえできない方に対しては積極的な治療が行えず、湿布やコルセットをして帰宅していただくしかないということも少なくありませんでした。

「今はどうしてあげることもできない。何とか痛みさえ軽減できれば手技療法や運動療法が施せて、手術をしなくてもすむかもしれないのに……」

プロの治療家として悔しい思いを胸に秘め、頭の中でずっとそのことばかり考え続けていたところ、ある日、「そもそも腰痛は重力が原因。ならば、重力による負荷を減らしてあげれば良いのでは!?」とふと思いつきました。

この発想が、独自のＦＭＴ腰痛治療法を生むきっかけになったわけです。

重力と腰痛の関係を簡単に説明しておくとこういうことです。

まず、腰痛の根本的な要因の一つは、人類が二足歩行を始めたことによって、上半身の体重が腰椎に集中して負荷を与えることに起因していると考えられています。

脳が発達して、手も自由に使えるようになったことで行動範囲が広がったように、背骨も起立歩行に適するようにS字カーブを呈することで一気に活動領域が広がったわけです。この重力に抗するための構造が背骨のS字カーブで、これを生理的彎曲と呼びます。

他の病気や精神的なストレスなどの要因は別として、基本的にこの生理的彎曲が正常に保たれていれば重心のバランスが取れて腰椎に対する重力の負荷が軽減されるので、よほど無理をしたりケガや事故などにあわない限り、腰痛に悩まされることはないはずです。

ところが、現代人は、前かがみの姿勢や猫背などによって背骨や骨盤が歪んでしまったり、運動不足などで体幹部の筋肉（コアマッスル）やハムストリング（裏ももの筋肉群）などが弱くなっていて、その結果、重心のバランスが悪くなっている人がとても多いのです。

このように腰痛患者さんにおける腰椎や椎間板の変形と、足腰の筋肉が弱っている状態を家に例えると、土台となる基礎部分や大黒柱が弱ってグラグラした状態のまま、その上に重い建物を乗せようとしているようなものです。

このような背景もあって、日本の医療現場では、「腰痛患者の9割は姿勢による筋肉の疲れが原因である」と考えられているくらいです。

介護者に腰痛が多いのも、腰椎への過剰な負荷が原因の一つだと見られていますが、他の多くの職場でも腰痛が職業病の一つとして認知されているのは、精神的ストレスに加えて、腰椎への過剰な負荷や筋肉の脆弱さ（疲労）と密接に関係していることは明らかでしょう。

さて腰痛の根本的な要因は、重力による腰への負荷であり、見えない物理的なストレスであると仮説を立てましたが、それならば重力のない宇宙空間では腰痛にならないのでしょうか？　実は、答えは「ノー」です。宇宙飛行士でも腰痛になります。

無重力空間で生活をしていると、骨格筋の筋力が著しく低下します。例えば、1～2週間の宇宙飛行によって、腰部の伸展筋力が23％、屈曲筋力が10％、膝関節の伸展筋力が12％、屈曲筋力が6％、足関節背屈筋力が8％、宇宙飛行前より減少したという調査報告があります。

このことから、宇宙飛行士が腰痛に悩まされるのは、無重力による筋力の急激な低下と脊柱の不整配列（椎間板の不正列）、血流不全などが原因ではないかと考えられています。

そこで、宇宙飛行士は腰痛予防のためにどうしているかといえば、宇宙船内で抵抗運動による筋力トレーニングなどの運動療法を行っているそうです。

おそらく、体幹部の筋肉、抗重力筋と呼ばれる脊柱起立筋や大腿四頭筋、下腿三頭筋といった筋群を鍛えることによって、筋肉が緩み過ぎないように適正な緊張（トーヌス）を整え、筋力低下や血流不全を予防していると思われます。

前述したように、この筋肉の適正な緊張を保持する力、筋トーヌスを整えることが腰痛予防につながります。なぜなら筋トーヌスが正常なら、筋肉の緊張と収縮が適切に行われ、関節の可動域も制限されることなく正常に働くからです。

つまり、筋緊張が強過ぎても弱過ぎても腰痛の要因になるということです。

したがって、腰痛予防の基本は、正しい姿勢の維持や骨格矯正によって背骨のS字カーブを保持することと言えます。また日頃から筋トーヌスを正常に保つための筋トレやストレッチを行うことが大切で、その具体的な方法については第4章で詳しくお伝えしたいと思います。

腰痛の患者さんには「重力除去」が効果的！

重度のギックリ腰や難治性と言われる腰椎椎間板ヘルニアの患者さんに対して、早期の運動療法を行いたくても痛みが強くて積極的な治療ができず、治療期間が長引いてしまって、結果的に患者さんのＱＯＬ（生活の質）も低下させてしまう……。

「何とか患者さんに負担をかけない、痛くない治療はできないものか」

かつての私のように、そんなふうに思っている治療家・施術者も少なくないと思います。

一方、患者さん側からすると、「効果はあるようだけどすごく痛いらしい」という荒療治的な治療を受けようとしていたり、「これで本当に良くなるのだろうか？」と疑問を持ったまま定期的に牽引療法を続けている人もいるかもしれません。

痛みを我慢させて行う荒療治は、一見すごそうに見えても、もし骨や関節に異常があった場合、逆に腰痛が悪化して取り返しのつかないことになるケースがあり、場合によっては車椅子生活になることもあるのでくれぐれも注意をしなくてはいけません。

レントゲンを撮れる医師は別として、視診や触診によって骨や関節の異常を推察する技術は、単に「ボキボキ・バキバキ」と音を鳴らす荒療治とはまったく別ものです。

腰痛に対して最も効果的な施術を行う上で大事なのは、第二次スクリーニングの際、腰椎の生体力学（バイオメカニクス）に基づいた鑑別診断がしっかりとできるかどうかにかかっています。

肝心なことは、多角的なアプローチによる正確な原因の特定、不具合の見極めです。

この鑑別診断を端折ると、ただやみくもにマッサージをしたり、素人目には一見効果がありそうに見える機械を使ってみたり、効果がはっきりしていない（エビデンスがない）保存的療法に頼ってしまうことになりかねません。

コラム

【腰椎椎間板ヘルニアとは】

椎間板は椎体と椎体に挟まれ、クッションのような役割を果たしている軟骨です。まるで水風船が椎体と椎体に挟まれてつぶれてくるところをその周りに線維輪といってバウムクーヘンのようなベルトでこの水風船が割れないように守っているような構造です。この水風船の部分を髄核、バウムクーヘンのようなベルトの部分を線維輪といいます。全く損傷のない椎間板の内部には、本来は神経支配がないので、基本的に椎間板内に傷がついても痛みを感じることはありません。しかし、線維輪の最外層には脊椎洞神経という自由神経終末が存在し、これが傷つくと激痛となります。

この椎間板をお饅頭に例えますと、髄核があんこになります。そしてその周りの線維輪が皮になります。お饅頭がつぶれると形が扁平してきます（Ⅰ期）。さらにつぶれると皮が破れます。このとき前述の線維輪の最外層に傷がつくわけでとても強い痛みを感じるといわれています（Ⅱ期）。さらにお饅頭がつぶれてくるとあんこが外に飛び出てきます。この状態が椎間板で言うところのヘルニア（脱出）ということになります（Ⅲ期）。さらにお饅頭がつぶれてくると外に飛び出たあんこがちぎれてしまいます。椎間板で言えば髄核が遊離し椎間板内に再度吸収される見込みはなくなってきます（Ⅳ期）。

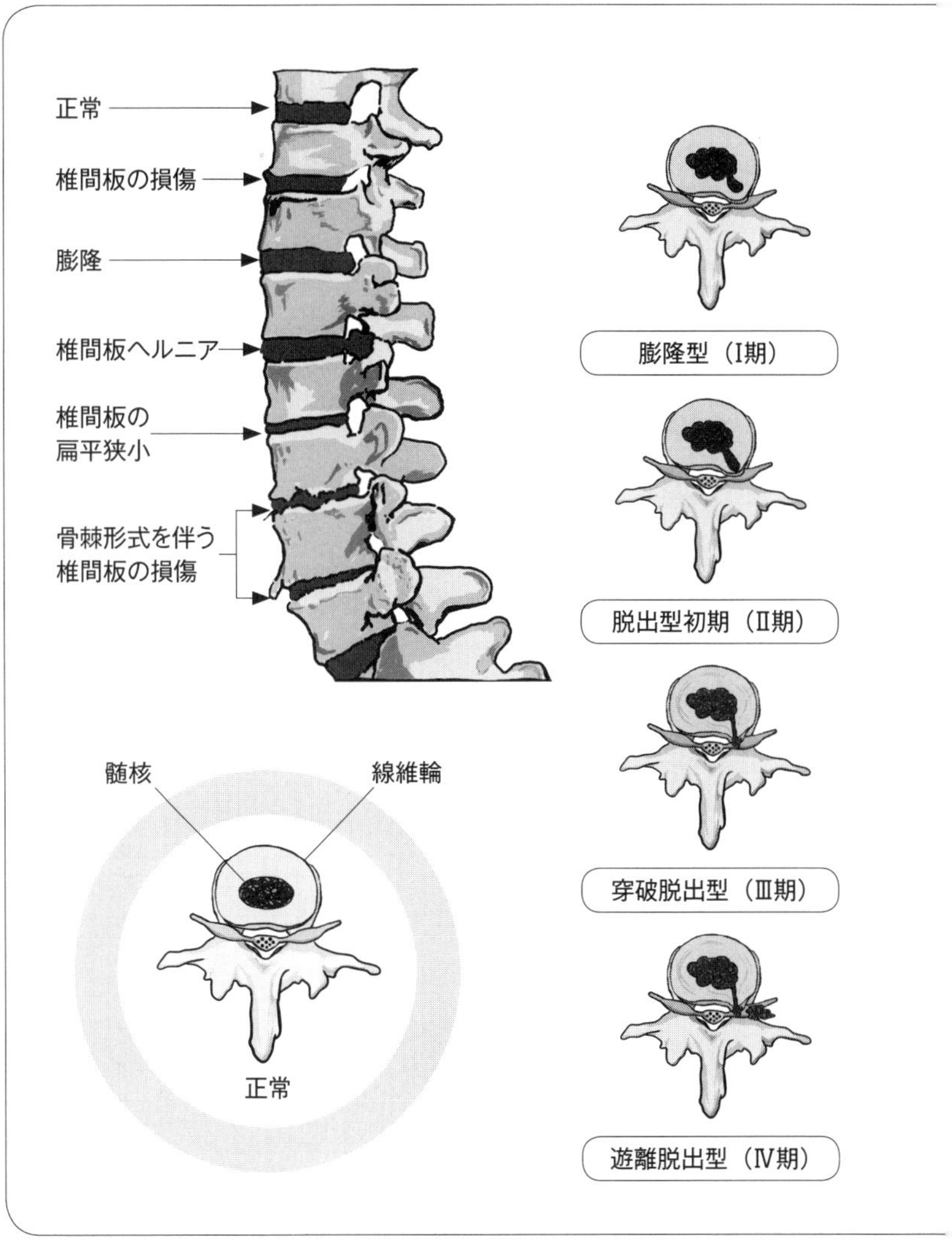
正常
椎間板の損傷
膨隆
椎間板ヘルニア
椎間板の
扁平狭小
骨棘形式を伴う
椎間板の損傷
膨隆型（I期）
脱出型初期（Ⅱ期）
穿破脱出型（Ⅲ期）
遊離脱出型（Ⅳ期）
髄核
線維輪
正常

その意味においても、ただ牽引だけを続けていても根治するのは難しく、効果的な手技療法や運動療法を施さなければ腰痛の根本的な改善や機能回復は望めないでしょう。

腰痛治療でよく用いられる一般的な牽引治療については否定的な考えを持っております。皮膚や筋肉までしかテンション（張力）がかからず、腰椎のバイオメカニクスの観点からすると、「椎間板を牽引しなければ治療にならない」からです。少なくとも、私はこの考え方に基づいて、一般的な牽引治療なしで治療成績を着実に上げてきました。

長年の臨床経験から、数ある手技の中でも脊椎マニピュレーションが腰痛治療に対して有効なのは明らかで、それと運動療法を併用することによってより高いレベルでの治療効果が発揮されると思います。

そこで問題になるのは、「できるだけ早期に運動療法を施すために、いかに痛みを軽減するか」です。

エビデンスがはっきりしている重力除去療法

腰椎のバイオメカニクスの観点からすると、腰椎の痛みを生じさせている上半身の重力（体重）を減らせればその痛みが軽減できることから、「重力の除圧」さえできれば、重度の腰痛患者さんであっても積極的な治療を施すことはできるはずです。

「重力の除圧」によって痛みが軽減できることは、強い痛みがあっても、誰かに両脇を抱えてもらったり、松葉杖を使えば一人で歩けるようになることからも明らかです。

また、自分で両膝に手を当てたり、横になって寝ていると楽になるのも、その分、腰部にかかる重力が軽減されるからです。

実際、急性腰痛の患者さんの多くは、家族の人に小脇を抱えられて来院するか、松葉杖を使って自力で歩いて来院されます。

つまり、激しい痛みを伴う急性腰痛であっても、上半身の体重を支えてやれば痛みが緩和できるわけで、まさにこの「重力の除圧」こそ、理に適った治療法なのです。

現に、脳神経外科脊椎のスペシャリストでメディカルディレクターのチャールズ・V・バートン氏によると、「1976年、シスターケニー研究所が長期的にわたって、自分自身で調節しながら脊椎の長軸方向に対して除圧をする保存的療法として腰椎重力除去プログラム（Gravity Lumbar Reduction Program＝GLRP）を発表している」とのこと。

また、1993年より行われたミネアポリス大学の腰痛治療臨床試験の結果、「腰痛患者1129名中92・9％の患者に重力除去療法が非常に有効であった」との報告もあります。

そこで私は、日本でも重力の除圧ができる治療器はないものか、海外のものはベッド型だったので、患者さんが横にならなくても除圧できるタイプがあれば……とアンテナを張りながらあちこち探し続けました。

そして数年前のある日、ついに重力の除圧ができる最適な治療装置と出会ったのです。

この治療装置は、「プロテック」と呼ばれるまったく新しいタイプの腰痛治療器で、日本大学の教授で、旧労働省産業医学研究所の城内博医学博士によって開発されたものです。

予めお断りしておきますが、この治療装置は従来型の自動牽引器ではありません。どこにでもよくあるような、体重を利用して斜面の角度で牽引力を調節するタイプの物とはまったく別物。

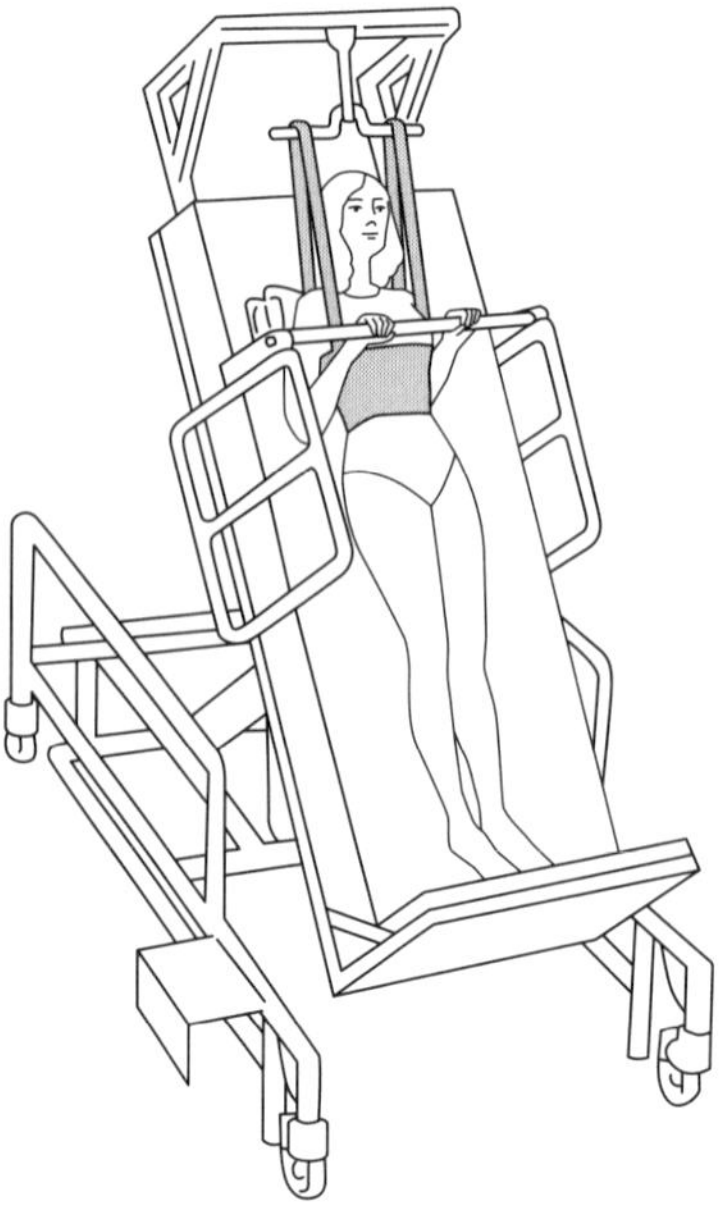

腰椎重力除去プログラム（GLRP）は斜面台を調整して異常椎間板の除圧とヘルニアの整復による自然治癒力を促します

椅子に座ってから上半身を固定し、電動で椅子を下げることによって、まるで赤ちゃんが両脇を抱きかかえられて「高い、高い」をしてもらっているような感覚です。

たったこれだけで、腰椎にかかる上半身の重力が除去されるのです。

上半身の体重を取り除くだけで痛みが激減した！

前章で確認したように、非特異的腰痛なら、できるだけ普段の動きを維持したり、運動療法を行った方が早い改善につながることがわかっています。

にも関わらず、かつては強い痛みのある状態では、運動療法を行うことができませんでした。これを実現可能にしたのが、この腰痛治療器「プロテック」です。

当初、「プロテック」による治療を試みた際、驚くべき結果がもたらされ、その時の感動は今でも鮮明に覚えています。

腰痛の痛み（疼痛）の程度は、ペインスコアで示されます。ご本人が感じている治療前の腰の痛みを「10」、完全に痛みがなくなった状態を「0」として、腰の痛みを数字で表したものがペインスコアです。

ペインスコアが10の急性腰痛で、それまでは積極的な治療が行えず、湿布を貼って帰宅

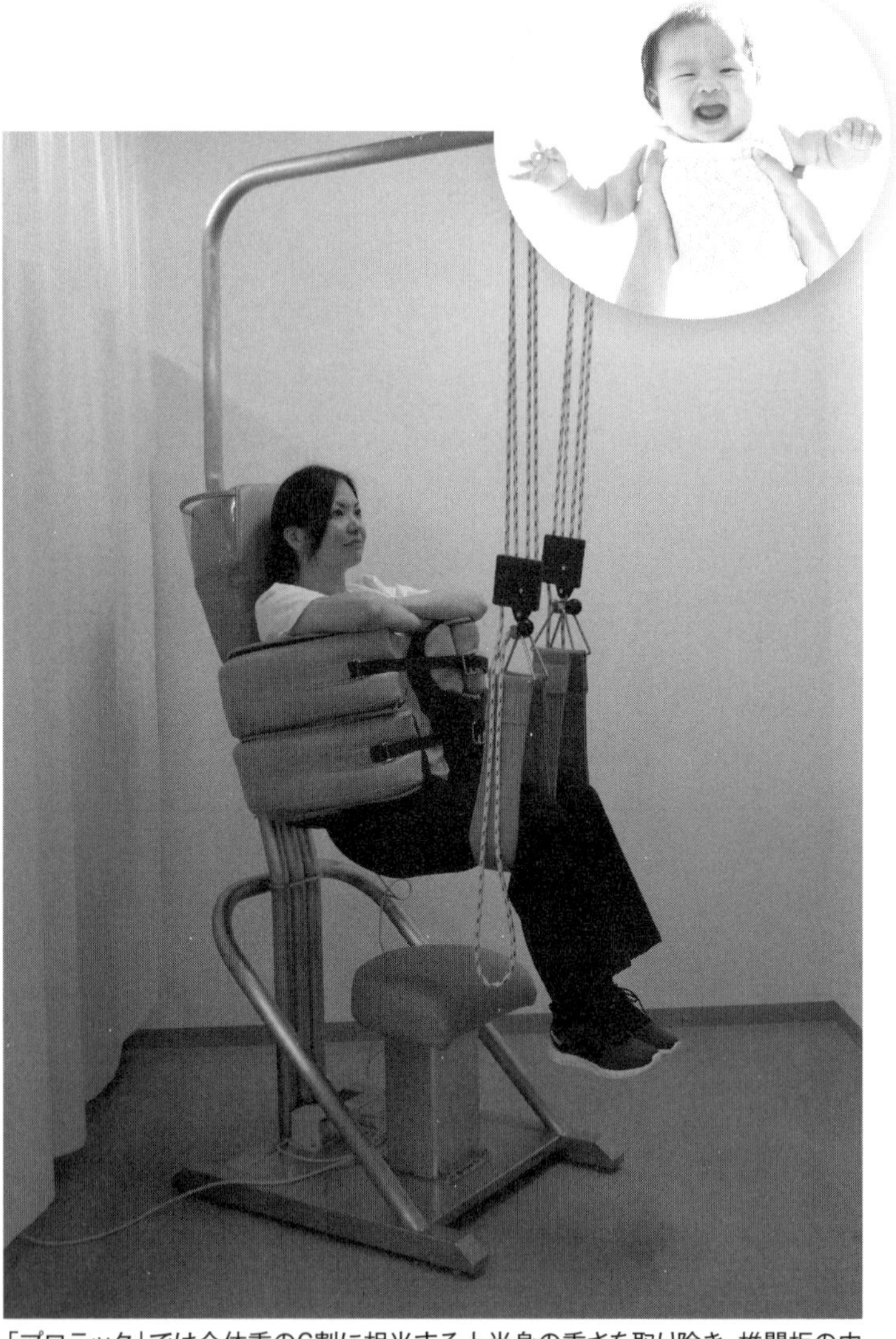

「プロテック」では全体重の6割に相当する上半身の重さを取り除き、椎間板の内圧を下げた状態にします。これを「腰椎重力除去法」といい、赤ちゃんに「高い、高い」をしてあげているイメージです

してもらうしかなかったような患者さんに、「プロテック」に乗ってもらって「高い、高い」の状態になった瞬間、「ほとんど痛みがない」とのこと。

思った通り、上半身の体重を取り除くだけで痛みが激減したのです。

これは除圧によって椎間板の内圧が下がるためですが、この時、同時に周囲の筋肉が本来の緊張を保とうとする状態になり、腰椎前彎を形成します。

そして、痛みを感じないポイントを探りながら運動療法と手技を施したところ、治療後のペインスコアはほぼゼロになりました。

さらに、疼痛が軽減するので、関節の可動域を正常に戻すための訓練も早期に開始できるようになったことから、それまで手に負えなかった重度の腰椎椎間板ヘルニアの患者さんに対しても「確実に症状を改善させることができる」という自信がつきました。

「プロテック」は、接骨・整骨院に多いアスリートの患者さんに対するストレッチや可動域の改善など、パフォーマンスアップにも大変活躍してくれることもあって、それまではカイロプラクティックを主軸にしていたのを、それ以来、この「プロテック」を応用した治療法をメインに行うようになりました。

「今までこんな治療は受けたことがない」「あんなに痛かったのに、痛みが無くなった！」

と、日々患者さんに喜んでいただく声が増えるにしたがって、私はこの最新の腰痛治療法を一人でも多くの腰痛患者さんのためにいち早く伝えたいという思いにかられるようになりました。

「これで痛みさえ抑えられれば、早期の運動療法と筋肉のトーヌス（適正な筋緊張）を正常化させることによって多くの腰痛患者さんを救うことができる」と。

世界に広がるまったく新しい腰痛治療器

ここで改めて、「プロテック」の特長を挙げておきます。

1．患者さんにやさしい

「プロテック」による基本的な治療は、横（横臥）になることなく、椅子に座った姿勢から腰を浮かせた状態にするだけなので、無理がなく安全です。

強引に引っ張ったりはしません。腰を浮かせた状態にするだけで痛みが消失したり、治療効果を実感しやすいので、特に身体を動かすことがつらい急性腰痛や痛みの強い患者さんには大変喜ばれ、高齢者の方でも安心して治療が行えます。

また、左右の脚の高さを変える、脚の開き具合を変える、ハムストリングストレッチを行う等、症状によって最適な治療を行うことが可能です。

2. 施術者にやさしい

「プロテック」による基本的な治療は、約10分間、腰を浮かせた状態で行うという、とてもシンプルなものです。装着方法も簡単で約15秒で、患者さんの腰を浮かせることができます。

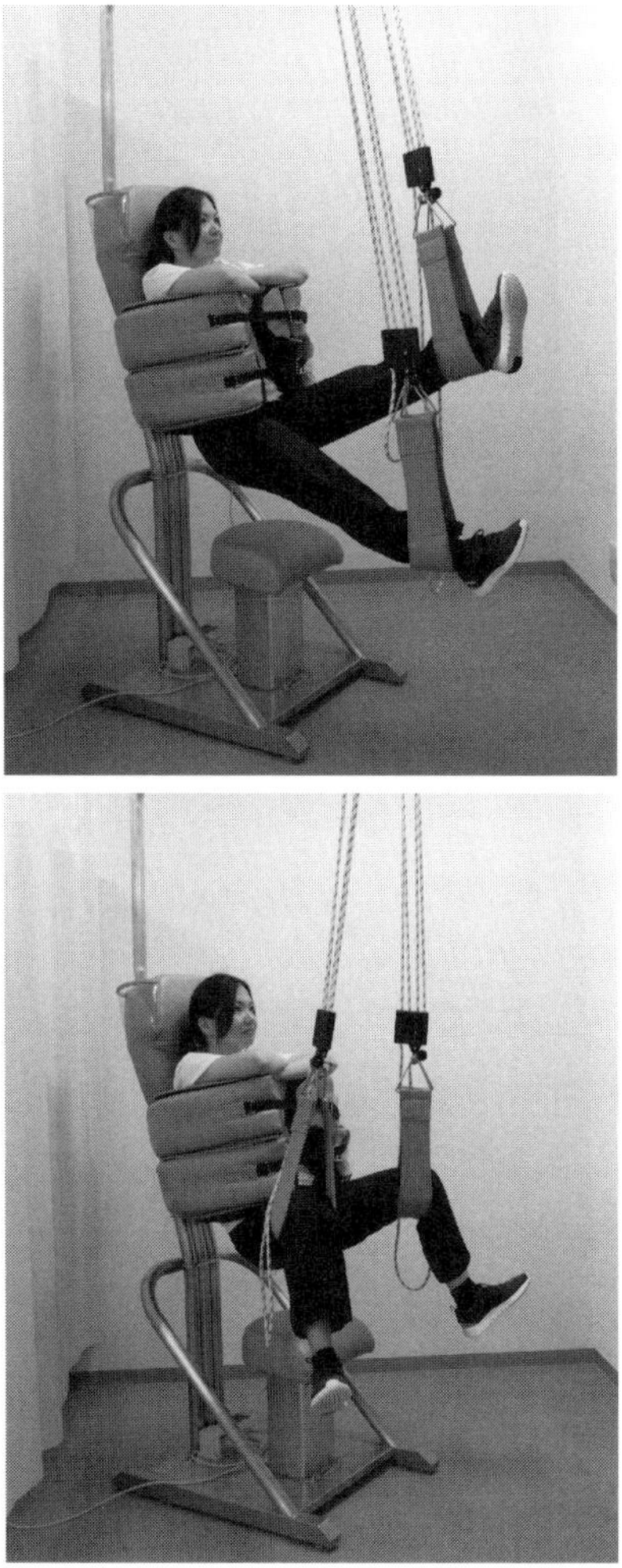

「プロテック」を用いた運動療法。患者さん自身でも行うことができます

違和感なく装着できて、丈夫な構造で患者さんをしっかりとホールドし、安全性も確保されていて、また、リモコン操作で簡単に椅子を上げ下げできるので、施術者が女性の場合や、患者さんの体重が重い場合でも容易に装着できます。

他の電動式マッサージ器のように、施術者がその場から離れることもなく、つきっきりで施術を行うので、双方にとって安心感が得られ、安全な状態でゆとりを持った施術が受けられます。

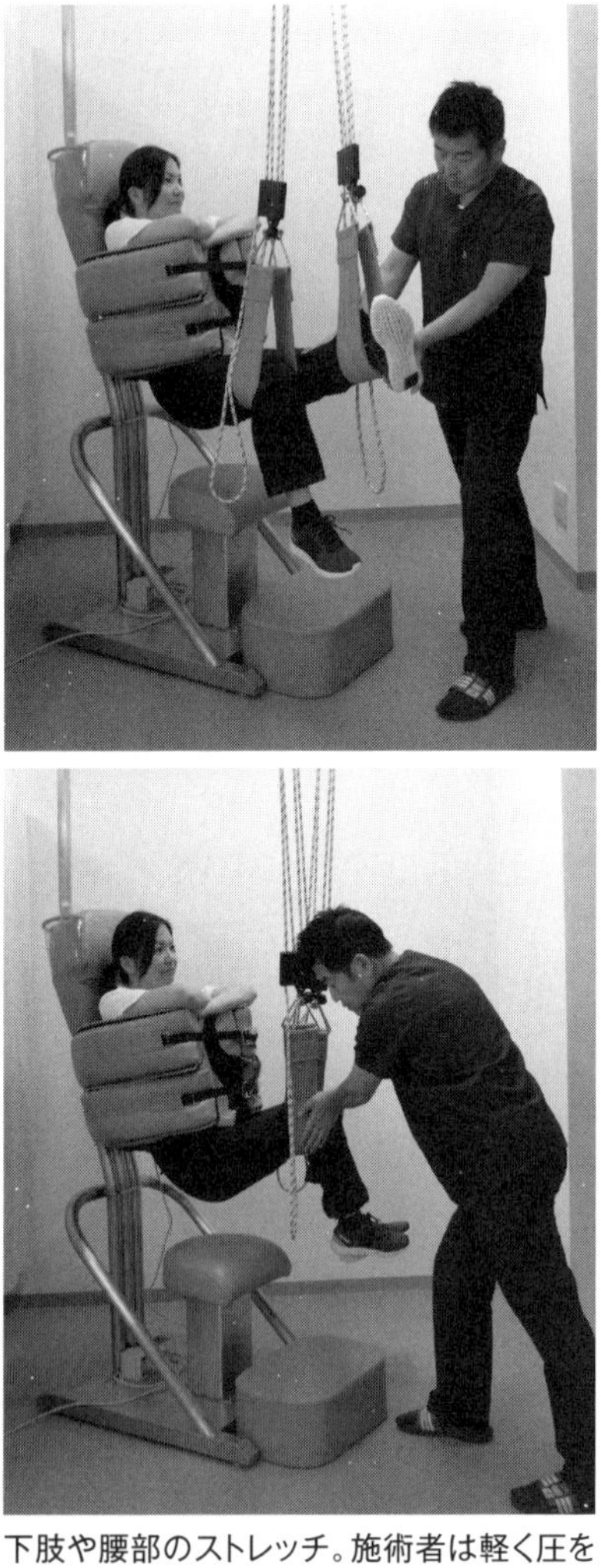
下肢や腰部のストレッチ。施術者は軽く圧をかける程度です

3．施術のバリエーションが広がる

「プロテック」による腰椎重力除去療法によって、椎間板内圧を下げた状態にし、さらに施術者の手技や運動療法を施すことで施術のバリエーションが広がり、より高い効果を得ることが可能になります。

腰痛治療の他にリハビリテーション、ストレッチ、筋力トレーニングなどを行うことができ、機能回復だけでなく、ＱＯＬの改善や再発予防にもつながります。また、バランスボールを用いた抵抗運動によるトレーニングにも適していて、付属のセットを装着すれば頸椎との同時治療もできます。

この画期的な腰痛治療器は、米国特許庁にも特許として認められており、現在、日本国内はもちろん、欧米を中心としてタイやシンガポールなど世界32か国に普及しています。私はこの「プロテック」に出会ったことで、椅子に座るだけで上半身の重力の除圧ができるまったく新しい概念に基づく腰痛治療器であることがわかったので、製造・開発元である株式会社メディカの片根文男氏と共同で、腰痛治療のより効果的な使い方について研究と検証を重ねました。

「プロテック」は、ただスイッチを入れれば自動的に患者さんを治療できる装置ではあり

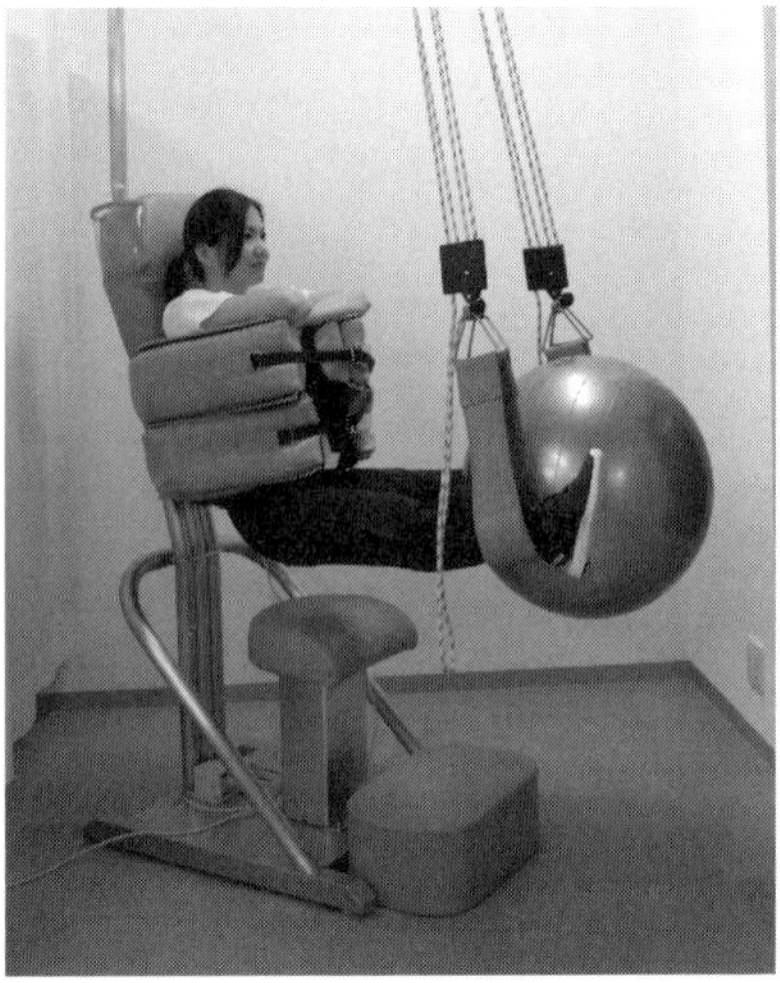

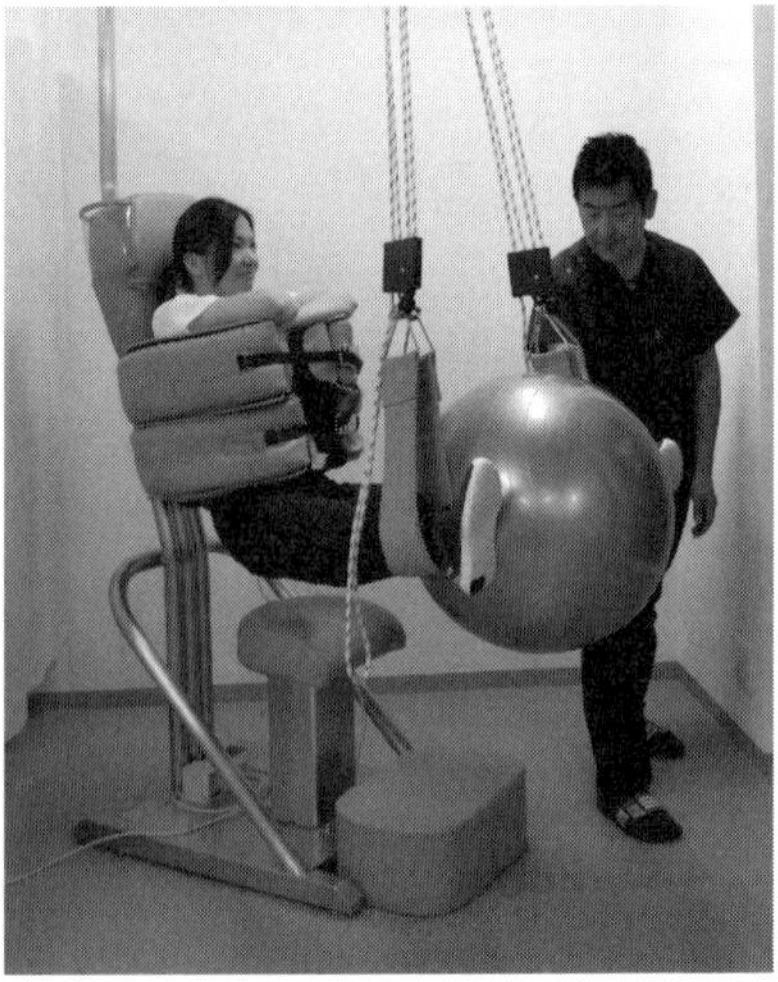

バランスボールを用いたトレーニングなど多彩な施術バリエーションが可能です

ません。施術者が患者さんと向き合いながら動きの中で適切な運動療法やストレッチを行うもので、そのためにはそれなりの治療技術を必要とします。

そこで私は、「プロテック」の機能を応用することによって、腰椎のバイオメカニクスの観点からより精緻な鑑別診断法ができるのではないか、と考えました。

柔道整復師は、レントゲンなどの診断装置は使えません。「ならば、動きの中で腰椎のバイオメカニクスに則った鑑別診断を行える方法を確立し、その鑑別診断に基づいた最も効果的な施術のプロトコール(標準治療)をつくろう」と決意し、そして試行錯誤を繰り返しながら、ついに、腰痛の鑑別診断から治療技術までを包括した「FMT腰痛治療法」を構築したのです。

腰椎にかかる重力を除去するFMT腰痛治療法

「FMT」とは「Floating Manipulative Therapy」の略で、「プロテック」を用いて腰痛患者さんの身体を宙に浮かしたのと同じ状態にして運動療法を行うまったく新しい治療法で、一言でいうと「腰椎重力除去療法」、あるいは「除圧による腰椎無痛治療法」です。

この浮かせて治す最新の腰痛治療器を用いることで、より精緻な鑑別技術の向上や早期運動療法が施せるようになったことから、それまで強い痛みがあるため治療が困難だった症例に対しても、治療効果を飛躍的にレベルアップさせることができました。

除圧をした状態で鑑別を続けていく中で、腰部に対する重力の影響がいかに大きいか、ということもよくわかりました。

本来なら、上半身の体重が腰にかかっていても、腰椎の生理的彎曲が正常であれば身体の重心が安定していて重力とのバランスがとれ、過剰な負担がかかることはありません。

ところが、何らかの原因によって腰椎の構造に異常が生じると、重心のバランスが崩れて、上半身の体重を支えている腰椎に過剰な負荷がかかり、その結果、腰痛が発症すると考えられます。

この腰椎のバイオメカニズムに則って鑑別を行いながら、より精度を高めていったところ、非特異的腰痛の大半は、腰部の責任部位から見て次の3つに分類できることがわかりました。

①「筋・筋膜性腰痛（筋肉疲労）」
②「関節性腰痛」
③「椎間板性腰痛」

この3つの側面から鑑別を行うのが、FMT腰痛治療法のベースとなる鑑別法です（次章で詳述）。

この鑑別診断に基づいて、それぞれの原因と症状に応じた治療プログラムを作ることによって、ほぼ確実に治癒に導ける手応えを得ることができました。

さらに、施術者の思い込みや誤診を排する上で、鑑別診断を第三者によって検証するためには医療機関での画像検査が必要であるとの考えから、理解ある整形外科医との連携による統合的な鑑別技術を構築し、独自の運動療法「ニュートンメソッド」を併せて、これをFMT腰痛治療法と名づけたのです。

「ニュートンメソッド」というのは、体幹と両方の下肢（脚部）を上下、前後、左右（体幹にとっては腰部の回旋）に動かす通常の運動療法をベースとして、さらに、前後の動きによるエクササイズに加えて、体幹に回旋を加えた状態での片側性（片方ずつ行う）のエクササイズで、他の方法では実施できないFMT腰痛治療法ならではのオリジナルな治療法です。

これまでにない、まったく新しい「浮かせて治す」という発想のFMT腰痛治療法について、私はまず同じ治療家である柔道整復師の方々に知っていただいて、簡易な技術でより満足度の高い結果が出せる患者さん本位の治療を施していただきたいという思いから、「一般社団法人日本FMT腰痛治療協会」を立ち上げ、これまでFMT腰痛治療法の啓発活動を行ってきました（会員は「プロテック」を保有する柔道整復師です）。

FMT腰痛治療法の根拠となる理論をわかりやすく簡単にまとめておくと、次の3点に集約されます。

理論1．除圧することで痛みが軽減する

・松葉杖で除圧すると歩ける。
・椅子から立ち上がる際、両膝に手を当てると楽に立てる。
・座れないが寝ると楽になる。（座っていても腰に加わる上半身の重みは変わらない。しかし椎間板にかかる内圧は、立位よりも座位の方が高くなる。寝る姿勢は椎間板の内圧が一番低くなる）

理論2．早期運動療法を開始する

・宇宙飛行士は重力のない状態でも腰痛を発症する。（だから宇宙ステーションでは、毎日のトレーニングが欠かせない）
・安静臥床が一番の療法とは言えない。
・運動療法は腰痛に効果があるというエビ

姿勢による椎間板の内圧について

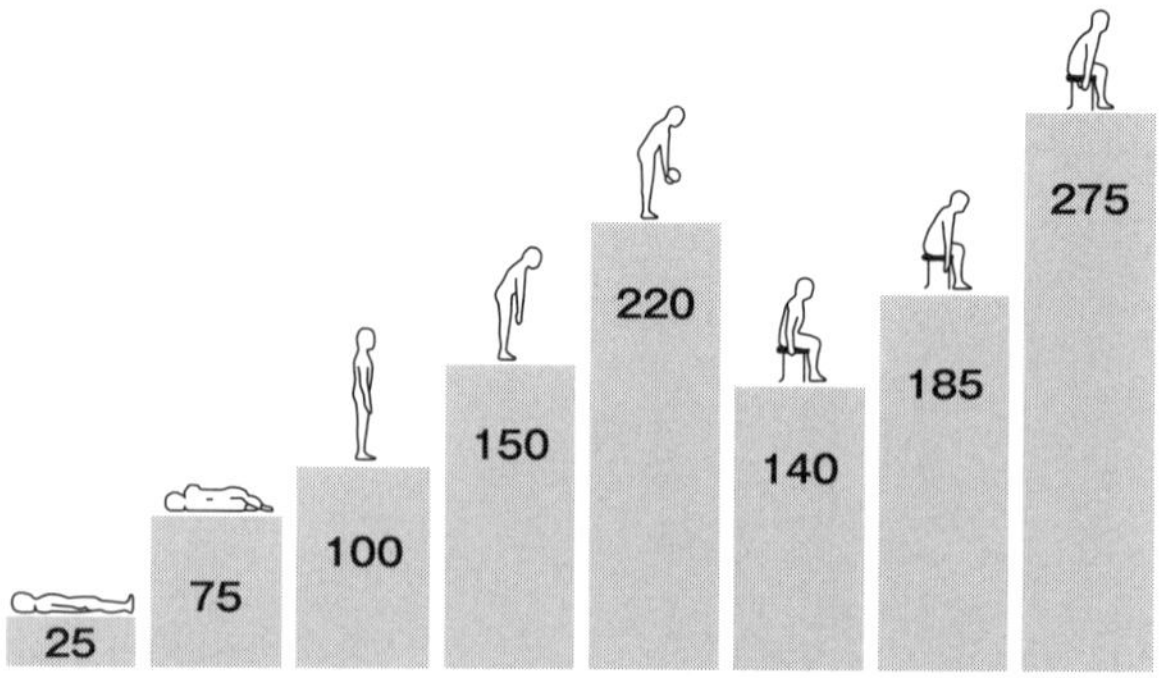

椎間板内圧は姿勢によって変化するが、立位時の圧力を100とした場合の各姿勢の圧力を示す
（NachemsonAL : The lumbar spine,an orthopaedic challenge. Spine1 : 59-71,1976より）

デンスがある。

理論3．筋肉のトーヌス（適正な筋緊張）を正常化する

・筋肉が緩んだままで弾性が失われると、適正な緊張力が損なわれる。
・筋緊張が回復すればテンション（張力）が正常になって機能も回復する。
・筋肉のトーヌスを回復させるには筋力トレーニングとストレッチ療法が効果的である。

最新式腰痛治療器で治療効果が出せるこれだけの根拠

ここまで読んで、「プロテック」という最新式腰痛治療器のことをはじめて聞いたという方の中には、もしかしたら「本当かな?」「大げさに言ってるんじゃないの!?」と思われる方もいらっしゃるかもしれません。

実際の症例については、「プロテック」を導入されているほとんどすべての治療院の先生方がその驚くべき効果を実感されていて、第5章にその体験談と症例を寄せていただいているので、ぜひそちらも参考にしていただきたいと思います。

ここでは、「プロテック」で治療効果が出せる根拠の要点を示した上で、私が受け持った患者さんの症例をいくつかご紹介したいと思います。

【腰痛治療器「プロテック」で治療効果が出せる　根拠1】

整形外科医でカナダ・サスカトゥーン病院名誉教授のカーカルディ・ウィリス博士は、著書『Managing Low Back Pain』の中で、FMTと同じ原理の重力除去療法に関して、次のように記述しています。

「この治療法は、治療効果が驚くほどにいつも高く、治療後の追跡調査結果においても、92・8%の患者が満足と評価している」

「この治療法は急性腰痛時の激痛や炎症、筋緊張等の除去に治療効果が高い」

「この治療法は治療に効果があるだけでなく、腰痛予防や予後治療にも効果的である」

「この治療法で手術を必要とされた椎間板ヘルニアの患者の70〜80%が手術なしで腰痛治療を行えた」

【腰痛治療器プロテックで治療効果が出せる　根拠2】

1994年に米国健康政策研究局が発表した『成人の急性腰痛に対するガイドライン』では、以下のような報告がなされています。

米国治療法特許証

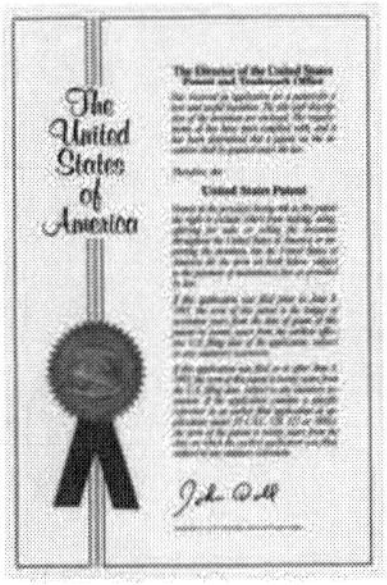

「今日、実施されている多くの腰痛治療法には効果がなく、無駄であることが明らかである」

「科学的調査の結果により、腰痛治療に効果がある治療方法と、そうでないものを明らかにするべき時期であると判断した」「脊椎マニピュレーションは、症状の改善と機能回復の両方に有効的であり、安全に患者を回復させる治療法である」

【腰痛治療器「プロテック」で治療効果が出せる　根拠3】

「プロテック」は米国及び日本でも特許を取得しており、FMTは米国で治療行為そのものが特許として認められています。

また、当協会の顧問であり旧労働省産業医学総合研究所の医学博士・城内博先生は、2000年8月に米国サンディエゴで行われた「国際人間工学会」において、「プロテック」を新方式の腰痛治療器として発表しています。

さらに、米国のスタンフォード大学やオローネ大学、ベトナムのダナン大学をはじめ、世界32か国の医療機関や教育機関で採用され、高い評価を得ています。

またこれらの他にも、例えば、15分間のFloating（除圧）を行った場合の腰痛患部の体温変化から血流の向上が認められたり、小林外科整形外科医院（福岡県大牟田市）で90歳の腰痛患者さんに対して「プロテック」を用いて治療を施した結果、ペインスコアがゼロになった、等々の臨床結果が報告されています。

プロスポーツ選手も早期に復帰できたことで評判に

このプロテックを用いたＦＭＴ療法によって、腰痛に悩んでいるプロ野球選手や力士など現役のアスリートや、毎日部活に励む中で腰を痛めてしまった中・高校生たちにも数多くの改善が見られています。

アスリートは激しい運動によって筋肉を酷使しがちで、オーバーユース（使い過ぎ）に起因する椎間板の変性による坐骨神経痛や、それに関する周囲の筋緊張と両者の合併からくる急性腰痛や腰椎椎間板ヘルニアなどになりやすい傾向があります。

特に若い選手ほど頑張ってつい無理をしがちですが、腰痛になると通常のトレーニングにも支障をきたし、症状が長引けば長引くほどパフォーマンスが低下して、それまでのせっかくの努力が無駄になってしまったり、最悪な事態として選手生命をも左右しかねませ

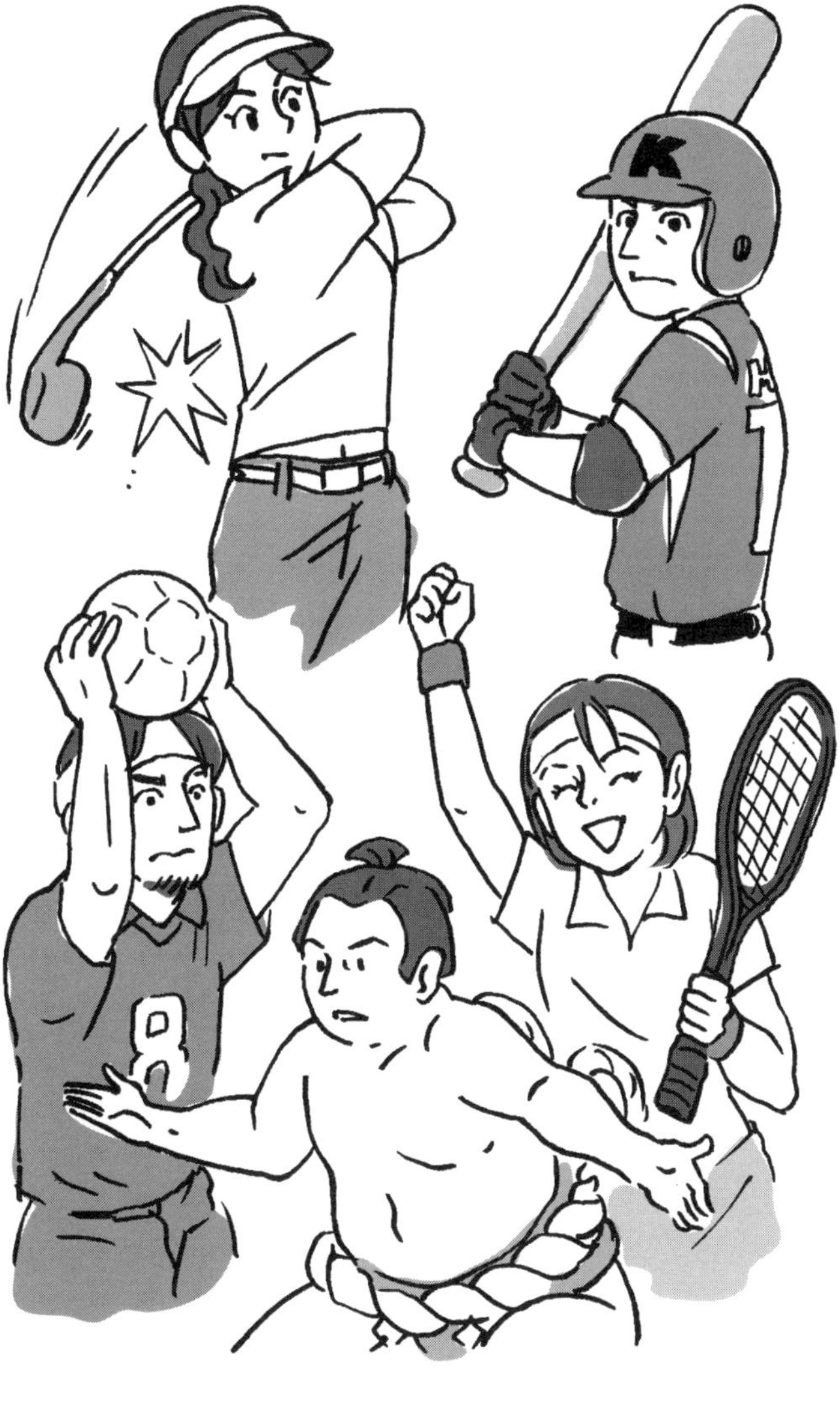

ん。

また、人一倍大きな身体の力士にとっても、「プロテック」を用いたFMT腰痛治療法はとても適しています。

体重が百数十キロもある大相撲の力士さんの場合、通常の腰痛治療のやり方では施術者もかなり労力を費やすので苦労しますが、「プロテック」を使うことで無理なく施術ができます。実際、当院にも地元にある相撲部屋の力士の皆さんが、予防も兼ねて通院されていて、その効果を実感されています。きっかけは、腰椎椎間板ヘルニアで1年間休場を余儀なくされた力士の方が、来院したことです。その方は、九州の巡業中に「プロテック」の治療を受けて良くなったことから、東京に戻ってからも当院に通われるようになったのですが、休場している1年の間にFMT腰痛治療に専念したことによって腰椎椎間板ヘルニアの症状が消失して無事復帰されました。

このように、「プロテック」はスポーツ障害の治療や予防はもちろん、スポーツコンディショニング、メンテナンスなどといった腰痛以外の症状に対しても効果が発揮できて、施術の幅も広がります。

第3章

「浮かせて治す」FMT腰痛治療の実際

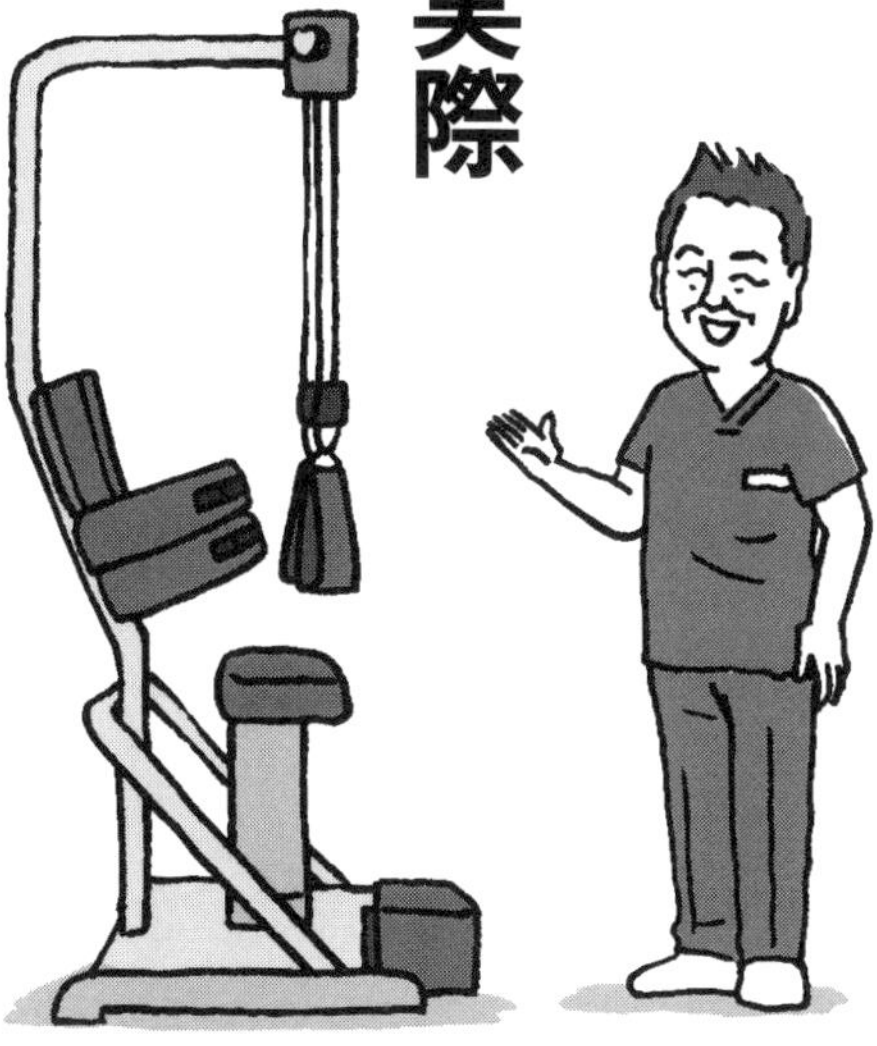

椎間板ヘルニアも治癒する画期的な治療法で「鬼に金棒！」

ＦＭＴ腰痛治療法は、徒手による系統立てた検査（ニュートンテスト）によって、仙腸関節を含めた骨盤環（骨盤の仙骨、腸骨、恥骨からなる輪のつながり）の障害をみると共に、「筋・筋膜性」「関節性」「椎間板性」の３つのタイプの腰痛に対してそれぞれに効果的な運動療法を行っていく治療プロトコールです。

「でも、腰椎椎間板ヘルニアは治らないのでは？」「重度のヘルニアは安静か手術しかないんじゃないの？」と思われている方も多いかと思います。

確かに、従来は「椎間板は修復できない」と考えられていましたが、実はこれも誤りで、椎間板（軟骨）が修復可能なことはすでに海外でのエビデンスがあります。

椎間板の髄核はタンパク質なので、外に飛び出た髄核（ヘルニア）でさえも体内のタンパク質分解酵素によって選択的に分解・退縮できることがわかっていて、それゆえ腰椎椎間板ヘルニアが自然に治癒するのではないかと考えられます。

ちなみに、欧米ではパパイヤの樹液から取れるタンパク質分解酵素キモパパインを注入して、髄核の一部を分解するという椎間板溶解療法が行われています。但し、この療法はアレルギーや麻痺などの副作用を起こす場合もあることから、日本では医療行為として認められていません。

また、椎間板は動く（圧が加わる）ことによって、上下の骨（椎体）を結合している線維輪の表面にある毛細血管を通して老廃物が排出されており、除圧されると栄養孔より栄養の供給を受けるというスポンジのような働きがあります。

それが、何らかの障害によって線維輪が破れてしまった状態が腰椎椎間板症（髄核が椎間板の外に脱出するとヘルニアになる）で、これはまるで、おまんじゅう（椎間板）の皮（線維輪）が破れて中のあんこ（髄核）が飛び出たようなイメージです。

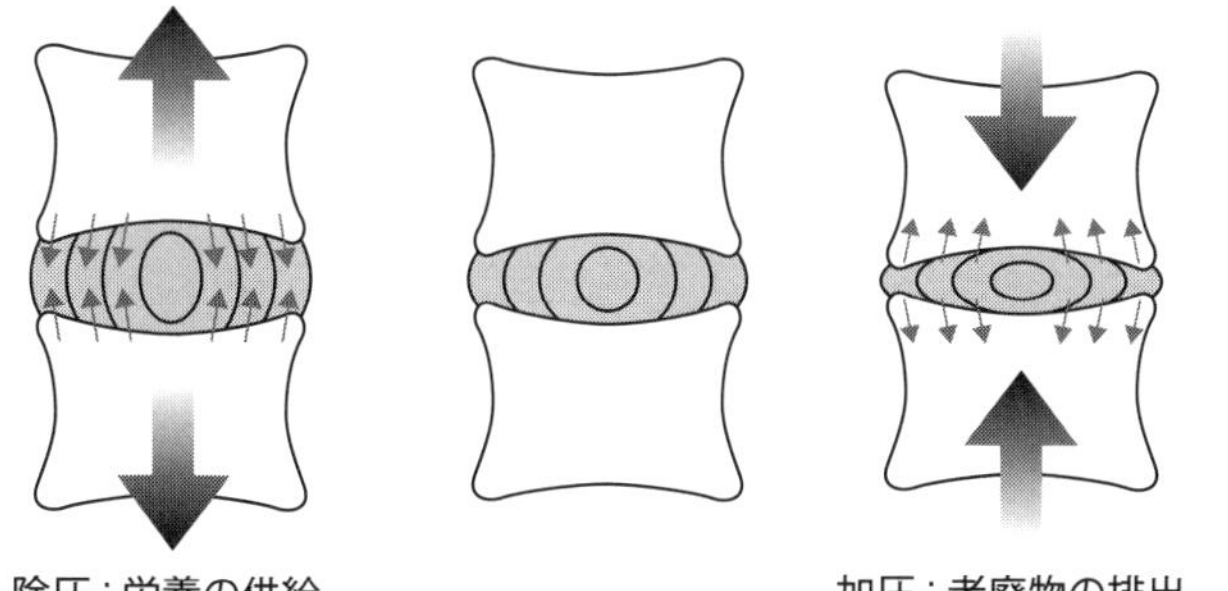

椎間板は、加圧と除圧が繰り返されることによって老廃物の排出、栄養の供給が行われることがわかっています

この線維輪の破れ（穴）を修復するには、充分に栄養を行き渡らせる必要がありますが、ただ引っ張る牽引だけではうまくいきません。

なぜなら、椎間板は線維性の軟骨なので線維の方向があって、その線維の方向にそって力を加えることによってスポンジ機能が働くので、傷ついた線維輪の穴に充分に栄養を行き渡らせるにはスポンジ機能を促すための運動が必要だからです。

このように、いろいろな方向に腰を動かすことができれば、血流が良くなって栄養が充分に届けられるため、修復が見込めるのです。

これが、椎間板損傷に運動療法が効果をもたらす理由です。

ところが、これまでは腰椎椎間板ヘルニアだと診断されると、重度の場合は手術をするか、ブロック注射などで一時的に痛みを軽減させるのが標準的な治療でした。

しかし、椎間板そのものを治さない限り、いくらブロック注射を打っても根本的な治療にはなりません。

ブロック注射を打たれた経験がある方ならおわかりでしょうが、時にとても激しい痛みが伴い、しかもそれを何度も強いられることもあります。

中には、それでも痛みがなくならなかったり、却って痛みが増すケースもあり、患者さんへの負担やリスクが少ないとは決して言えません。

手術については、膀胱直腸障害が症状に付随していなければ、まずは一定期間保存的療法を試みることをおすすめします。

片や、牽引も充分な効果が期待できず、また通常の運動療法も強い痛みがあるためままならない……それがこれまでの現実だったのです。

ここで、「プロテック」を用いるFMT腰痛治療法の出番です。

「プロテック」は、椅子の上げ下げによって加圧と除圧の両方ができるので、動きの中で出現する痛みの責任部位を特定したり、諦めていた椎間板ヘルニアに対しても運動療法が可能で、痛みのない状態で様々な方向からアプローチが可能なのです。

前述したように、カイロプラクティックにも限界があるというのは、筋肉や骨にはアプローチできても、椎間板にまでアプローチができないからです。

それに対して、FMT腰痛治療法は、除圧状態での運動療法によって椎間板の修復さえも促せる非常に画期的な治療法です。

当然、ステージによっても治療期間は異なりますが、いずれにしてもこの浮かせて治す無痛腰痛治療を確立できたことは、まさに「鬼に金棒」で、その結果、椎間板ヘルニア、脊柱管狭窄症、腰椎すべり症、腰椎分離症、急性腰痛（ギックリ腰）、慢性腰痛等々、それまで手に負えなかった疾患も含め、どんな腰痛にも自信を持って対処できるようになりました。

そして、このFMT腰痛治療法は、腰痛治療のスペシャリストたちに対しても、より満足度の高い結果が出せる治療であるとの確信に基づいて「一般社団法人日本FMT腰痛治療協会」を発足し、教育・普及活動を開始したのは前述した通りです。

実際に、心強い柔道整復師の方々が後に続いてくださっていることからも、このFMT腰痛治療法を国内はもとより海外にもより広く普及していくことができれば、「腰痛治療革命」も決して夢物語ではないと思っています。

そもそも、この鑑別法（ニュートンテスト）自体がオリジナルなので、国内外の手技療法家や米国のカイロプラクターも学校では学んでいません。

これまでの手技療法家は、それぞれが専門とする筋肉や関節部だけを見て、椎間板にまで目がいかず、したがってそれら3つを統合的に鑑別するという発想がなく、より精緻な鑑別技術も構築されてこなかったからです。

このことは、症状に関係のある不安定性（責任部位）と、症状に関係のない不安定性を鑑別する方法を持っていないということを意味しています。

ＦＭＴ腰痛治療法は、その限界を超えた、これまでにない総合的な鑑別法に基づいた、まったく新しい治療法なのです。

患者さんに負担をかけない無痛治療

ここまで述べてきたことをまとめると、腰痛治療において最も大事なことは、以下の3つに集約できます。

①痛くない状態をつくる

・牽引ではなく、除圧が良い

・痛い検査をしてはいけない

②早期運動療法を開始する

・機能回復のためには、回旋屈伸などで早期に動かした方がより効果的

・安静臥床（寝たきり）は極力避ける

③筋肉のトーヌスを正常化させる

・筋肉は緩んでいれば良いというものではなく、張力（弾力）が大事
・筋肉が過緊張のままでも良くなく、正常な筋トーヌスが重要

ＦＭＴ腰痛治療法が「鬼に金棒」というのは、腰痛のバイオメカニズムを考慮した理にかなった治療法だからで、この統合的な鑑別技術と治療法によって、非特異的腰痛85％の内の大半、80％程度は適切に対応できると考えております。

あと残りの十数％は、肩や首、股関節、顎関節、膝関節や足関節などが原因となっている腰痛があるので、さらに上級レベルの鑑別技術が求められます。

例えば、歯の噛み合わせが悪くても腰痛を引き起こす要因になることがあります。噛み合わせが悪いと、歯の高さに差が生まれるなどして徐々に頭の重心が偏り、やがて脊椎の歪みを生じて、椎間板の変性などを起こすことがあるのです。

また、珍しい例としては、足の裏に魚の目ができて、痛みがでないようにそちら側の足をかばって歩いているうちに腰痛を招いてしまった患者さんもいました。

その方の場合は、スピール絆（角質はく離剤）を貼ってもらったところ、魚の目が取れて、腰痛も改善しました。

このように、他の部位の不具合が原因になっている腰痛もありますが、大半は前述した3つの部位の不具合に起因しています。

そして、手技療法のプロとして柔道整復師が行えるのは、①画像に頼らず腰痛の鑑別診断を行うこと、②痛みをコントロールして早期に運動療法を開始すること、③長期安静をさせないこと、です。

そこで、柔道整復師の方々にFMT腰痛治療法の理論と技術を学んでいただくためのセミナーを始めたわけですが、おかげさまで、それぞれに研鑽を積んでこられた各地の先生方が、ご自身が得意とする手技療法と併せて現場で実践してくださっています。

短期間に習得できるように体系化しているので、セミナーを受講してくださった方々からは大変好評を得ていますが、ほとんど口コミのみで徐々に広がっているため、まだ充分に知られていない面もあります。

しかし、少なくともこれまでに受講してくださったプロの先生方からは、次のような喜びと感謝の声が殺到しています。

「牽引ではなく、除圧による運動療法ができて、体重の約6割減の状態で筋緊張を緩和できるので患者さんの負担もなく、また施術者自身にも優しいので、とても助かっています」

「ギックリ腰や腰椎椎間板ヘルニアなど根治が難しいとされていた患者さんに対しても、自信を持って対応できるようになりました」

「今まで治せなかった患者さんに対しても、この鑑別法を使って施術ができ、その結果、難治性の腰痛も良くなって、とても喜んでもらっています」

「FMT療法は、数多くの腰痛患者にとっての最後の砦。『プロテック』は、私に優れた診断力を与えてくれた腰痛治療器です」

「FMT療法を、腰痛の改善だけでなく、首、肩、膝、O脚などさまざまな症状の改善に応用していて、治療の幅も広がりました」など多くの声を頂いています。

このような嬉しい反応は、患者さん本位の無痛治療が可能になり、患者さんの満足度が高まると同時に施術者のスキルアップにもつながっている証であり、まさにこの点が、浮かせて治すFMT腰痛治療法の最大の特長です。

患者さんの負担やリスクを減らすFMT腰痛治療法

ここからは、「腰痛治療器プロテック」を使ったFMT腰痛治療法の概要について説明していきたいと思います。

まず、何をどのように鑑別していくかですが、ここでは非特異的腰痛の大半を占める3つの原因からなる腰痛のタイプについて説明しておきましょう。

「筋筋膜性」の腰痛の場合は、いわゆる筋肉疲労が原因で、深部の筋肉の過度の緊張があり、筋肉を覆っている筋膜が癒着していることもあります。

したがって、表面の大きな筋肉ばかりターゲットにするのではなく、深層筋（インナーマッスル）の状態をよく見極める必要があります。

「関節性」の腰痛の場合は、腰椎の関節が緩み過ぎているか、固くなっていて関節の可動域が足りない状態かのどちらかで、前者をハイパーモビリティー、後者をハイポモビリティーといい、どちらも動かすと痛みを生じます。

関節が緩み過ぎているハイパーモビリティーの場合は、動かすと不安定性を誘発するため、運動療法は不可なのでFMT腰痛治療には適応しませんが、ハイポモビリティーの場合はモビライゼーションという関節運動療法（手技）によって対応できます。

また、これらの他に、仙腸関節の不具合が腰痛の原因になっている場合もあるので、仙腸関節に問題がないかを確認します。

もし、急激な外力によって仙腸関節を痛めている場合は、足の捻挫と同じように骨盤の捻挫なので早期のＦＭＴ腰痛治療は適応外です。その場合は、カイロプラクティックや骨盤矯正などの手技を行った後に、さらしやコルセットで患部の固定をします。

「椎間板性」の腰痛の場合は、骨と骨をつなぐクッション機能を持つ椎間板がどのような場合に損傷するかを見極める必要があります。

次に、鑑別するための基本的な検査（ニュートンテスト）について、簡単に説明しておきます。

このニュートンテスト（ニュートンメソッド）には一般的な理学検査も含まれていますが、腰椎のバイオメカニズムがわかっていないと、検査の意味もわからないまま、ただ陰性か陽性かを確認しているだけに留まり、検査の使い分けや統合的な鑑別診断には至りません。

ニュートンテストは、腰椎のバイオメカニズムに基づいてどこをどのようにチェックするか、ターゲットに応じた各種の検査を組み合わせながら鑑別診断を行うのですが、ここでは参考までに、一般的な検査だけ触れておきます。

「ケンプテスト」は、立ったままの状態で、腰椎の「側屈」「回旋」「伸展」を行い、どちらに動かすと痛みがあるかをチェックし、ペインスコアで示していきます。

可動域検査の屈曲については、前屈してもらって、背骨を触わり、側彎があるかどうかも確認します。腰部に問題がなければ、手を床に近づけても痛みは生じません。

伸展は、後ろに反ってもらい、痛みが生じるかどうかを確認します。

回旋は、身体（腰）を左右にねじることで、右旋、左旋、どちらの方向でどこに痛みが生じるかを確認します。これらの検査によって腰椎椎間板ヘルニアの可能性を鑑別できます。

例えば、背中が彎曲する側彎症の場合、見た目には同じような猫背でも、先天性の側彎症とヘルニアによる疼痛を回避することで生じた側彎症はねじれ方が違うので、どちらが原因かを鑑別する一つの手段になります。

次に「トレンデレンブルグテスト」。これは、立位で片足立ちになって股関節や仙腸関節に負荷をかける検査で、同時に伸展させて痛みが出る場合は、分離症やすべり症の疑いがあります。

そして、「側方のストレステスト」。立位のまま側方に圧をかけ、痛みが出る方向を確認する検査法です。ヘルニアによる疼痛回避のために側彎している場合や、筋筋膜性の腰痛なども鑑別できます。

以上の3つに加えて、ニュートンメソッドではさらに責任部位によってそれぞれ特定のチェックポイントがあり、これらを総合して鑑別診断を行うわけですが、この段階でプロテックが適応かどうかも鑑別します。

例えば、ヘルニアで仙腸関節に障害があると、靭帯を損傷している可能性があり、前述の3つのどのテストでも痛みがあります。

そこで今度は、骨盤を固定した状態で同じテストを行います（仙腸関節のチャレンジテスト）。すると、今度は楽になって、痛くない。これで仙腸関節に不具合があることがわかるので、その場合には、疼痛のコントロールを行います。

「諦めない」「痛くない」「早期回復が望める」治療

ＦＭＴ腰痛治療法は、この技術を習得した施術者であれば、治療家としてのキャリアの差に関わりなく、基本的に同じ結果が出せます。

同じ治療法なのに施術結果に差があるとしたら、患者さんにとっては当たり外れがあることなので、それでは患者さん本位の治療とは言えません。

大事なのは、正しい鑑別診断に基づいて希望の持てる的確な治療プログラムを立て、患者さんの自然治癒力が高まるような痛くない施術を施すことで、できるだけ早期に機能回復並びに治癒に導くことです。

私たちが目的としているのは、そんな「諦めない」「痛くない」「早期回復が望める」治療なので、ＦＭＴ腰痛治療法の施術者には、誰がやっても同じ結果に導けるように２つのルールを守っていただいています。

ルール① 施術は1セッション10分以内

患者さんに負担をかけないことと、施術のやり過ぎによるリバウンドを予防するために、1回の施術時間は10分以内としています。

患者さんが筋骨隆々の方か、それとも付添いがいるような方かによっても差があるので、ケースバイケースで絶対ではありませんが、目安として1セッションを10分と決めているのは、熱心な施術者ほど、「もうちょっとやってあげたい」という気持からついやり過ぎてしまう傾向があって、そうなるとリバウンドが起きる恐れもあるからです。

もちろん、施術は患者さんの安心と安全を確保した状態で行います。

ルール② 痛いことをしない

ＦＭＴ腰痛治療法では「痛いことをしない」のが原則です。患者さんに対して「我慢して」という言葉をかけたり、無理に引っ張ったりすることもありません。

とはいえ、「プロテック」に乗った段階で「あっ、痛くない！」とおっしゃる方がほとんどなので、だから早期の運動療法ができるわけです。

しかし、中には動きの中で痛みが出る方もいますし、施術者の中には、「我慢して」「このくらい上がんなきゃ」などと言いながらリハビリをする人もいますが、そうなると帰り際が余計につらくなったり、予後を悪くする恐れもあります。

特に椎間板はデリケートなので、一度傷つけたらコルセットやテーピングをしても炎症が治まらず、立てなくなって、松葉杖で帰っていただくことにもなりかねません。

そのように理論もなくただ動かすのではなく、身体のどの部分を痛めているかを正しく鑑別した上で、患者さんと対話しながら、どこにアプローチしているかを伝え、痛くない方向に動かしていくのがＦＭＴ腰痛治療法です。

仮に、仙骨を前方に押すと痛いなら、仙骨を後方に押すように調整してあげればいいわけなので、痛いことをする必要はなく、手を使って痛みの出ない方向で運動療法やストレッチ、抵抗運動などを行っていきます。

椎間板線維のどの部位が傷ついていたとしても、除圧した状態で痛くない方向にさえ動かしていれば徐々に痛みがなくなっていくので、痛みを感じる腰部に触れることもなく、誰が行っても同じような結果が期待できるのです。


ハイレベルの手技をマスターするのにはそれなりに時間と経験が求められるのに対して、「プロテック」を用いるFMT腰痛治療法は、施術者としての経験が浅い人でも簡単にマスターできて、熟練者と同じ結果が出せるのが大きな利点だということです。

問診、検査（触診）、治療、説明という一連の流れの中で、ルーティンワークのように毎回同じような業務をこなす施術者もいますが、そのようなやり方だとつい油断しがちです。

患者さんは十人十色です。同じ人でもその日の体調や気圧の変化などによって症状の出方や効果の持続時間が違うので、決してルーティンのようにはいきません。

ある芸能人が語っていた、「慣れるな、舐めるな、手を抜くな」という言葉を聞いたことがありますが、施術者にもそれとまったく同じことが言えます。

プロテックの操作技術を「いつものように」やってしまっては危険性がないわけではないので、「油断は絶対禁物！」がモットーです。

そこで日本FMT腰痛治療協会では、施術者が患者役となって実習と研鑽を重ねることで、常に患者さんの立場、心情に立った施術をすることを目的にFMT腰痛治療法のスキルアップセミナーを定期的に開催しています。

ニュートンメソッドによる運動療法と筋トーヌスを整えるストレッチ

「プロテック」を用いた治療では、主に徒手による運動療法として、筋肉のトーヌスを正常化させるためのストレッチングや筋力トレーニングを行います。

筋に対してアプローチするのがストレッチで、関節に対してアプローチすることをモビライゼーションと言います。

ストレッチは、強張っている各部位の筋肉の弛緩及び伸長と、特定の筋肉に抵抗をかける動作をくり返し行う抵抗運動によって適正な筋肉の緊張力を回復させるための手技で、特に慢性腰痛に対する有効性には高いエビデンスがあり、疼痛除去のみならず身体機能改善にもつながります。

ＦＭＴ腰痛治療法では、主に次の３つのストレッチを行います。

①スタティックストレッチ：弾みや反動をつけずにゆっくりと筋を伸張し、その肢位を数秒〜数十秒間保持する静的ストレッチングで、通常は運動後のクールダウンに行う。

②バリスティックストレッチ：反動を使って行うストレッチングで伸張反射（筋肉の収縮力）を保持しやすい動的ストレッチング。

③ダイナミックストレッチ：関節を意識して動かしながら神経の反射回路を使って筋肉の伸長・収縮という反復動作を繰り返し、徐々に可動域を広げていく動的ストレッチングで、通常は運動前に行う。

腰部であれば、左右の筋肉のどちらが固いか、可動域をチェックし、一定の圧をかけて患者さんに押し返してもらう抵抗運動を数回程度行うことで可動域の改善を促したりします。バリエーションとして抵抗と筋肉を収縮させながら鍛えるコンセントレーション運動や、筋肉を伸張させながら鍛えるエキセントトレーション運動を組み合わせていきます。

腰部のストレッチは、腰部をリズミカルに回旋させることにより、局所的な血流改善を誘導して疼痛を緩和させます。

下肢部のストレッチは、脚部を内旋、外旋させることにより、外側や内側等、選択的に筋肉をストレッチしていきます。

外転筋のストレッチは、下肢を内転させていくことにより、従来の方法では不可能だった大腿筋膜張筋のストレッチを施術者一人で行うことができます。

モビライゼーションは、主に動きの悪い関節の動きを良くすることを目的として、身体を回旋させたり、屈伸したり、両方の下肢（足）を上下、前後、左右（体幹にとっては腰部の回旋）に動かしていきます。

これによって、関節の柔軟性が正常化し、筋肉の機能が改善されていきます。

特に、腰部の正中方向の屈伸運動だけでなく、斜め方向からもアプローチできるのはニューートンメソッド以外にありません。

これは腰部を回旋した状態で、椎間板に対して斜め方向での腰部の屈曲・伸展ができ、これを痛くない方向に多角的に行うことによって椎間板に栄養が行き届いて、損傷した椎間板の修復を促すことができるのです。

これもプロテックによって、吊り下げられた状態だからこそ可能な治療の一つです。

また、患者さんだけでセルフストレッチや筋トレをすることも可能です。

例えば、ロープを両手で持って、下肢（両脚）を前後に振りながら腰部を前後に揺らすブランコ運動や、下肢を左右にブラブラさせる運動など、痛みがなければ、ただ椅子に乗っているだけでもそれなりの効果が期待できるのです。

さらに、バランスボールを脚で挟んで上げ下げするなど膝のトレーニングなどもできます。

こうしたストレッチやモビライゼーションを行うことによって、筋肉のトーヌスが正常化され、筋肉増強が期待できると同時に、血流促進が促されて体温が上がるので、その後必要に応じて行う整復や手技療法、他の理学療法との相乗効果が期待できます。

以上のように、ＦＭＴ腰痛治療法は、

「除圧することで痛みを軽減する」

「早期運動療法を開始する」

「筋肉のトーヌスを正常化させる」

この３つを満たすように開発しており、原因不明と言われているほとんどの非特異的腰痛に適応します。

浮かせることで痛みを緩和しながら施術する――たったこれだけで、早期の運動療法が可能になり、それゆえ結果として治療期間の短縮につながるのです。

実際、ＦＭＴ腰痛治療を施すことによって、「手術を行わずに日常生活が過ごせるまで改善した」ケースが数多くあります。

そのわけは、腰痛治療において効果が高いとされる運動療法やストレッチを、早期に、しかも積極的に行えるからです。

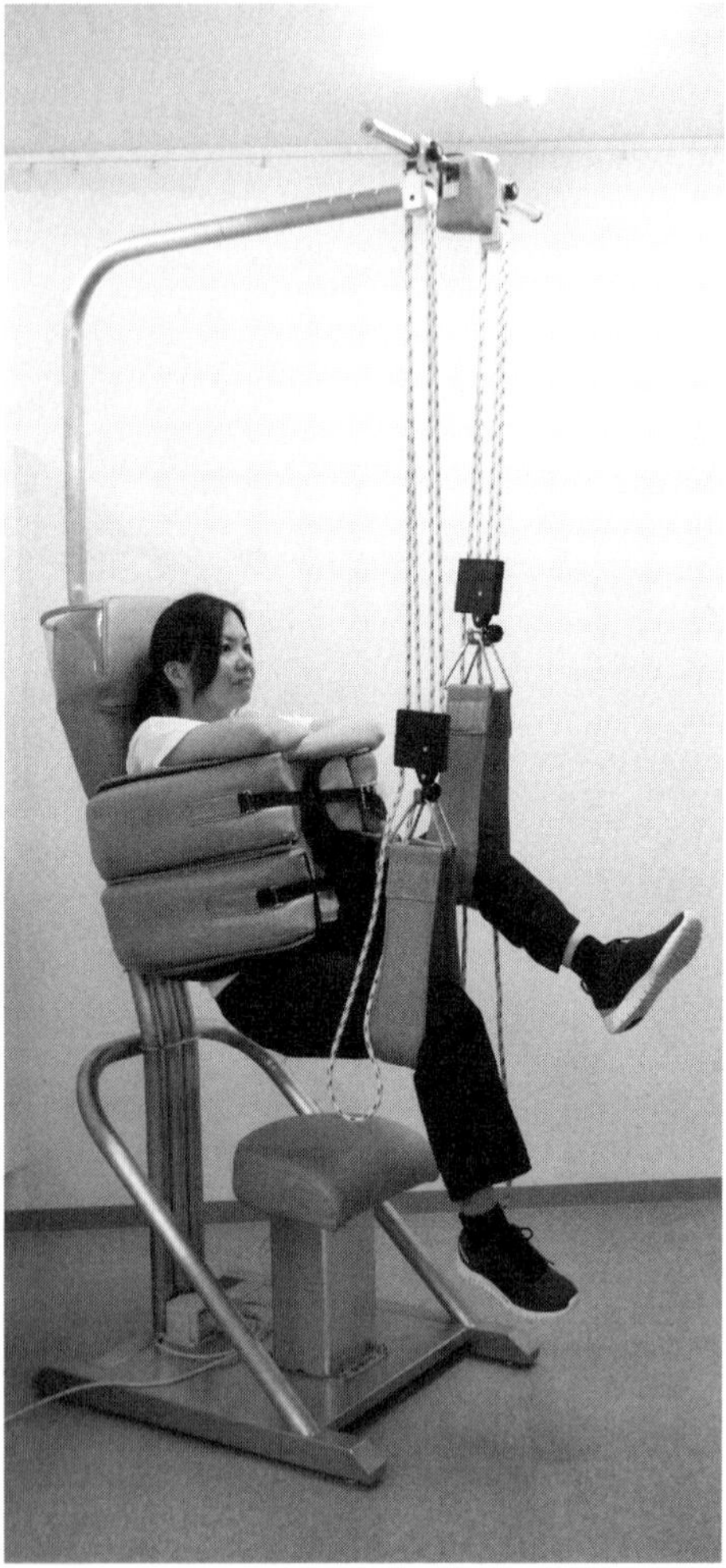

約 10 分間、腰を浮かせた状態にするだけでも安全な腰痛治療を行える「プロテック」

患者さんと一緒に治療のゴールを設定する

腰痛の原因や症状の違いはもちろん、患者さんはそれぞれ年齢や職業、趣味や家庭の事情などによって、腰痛との付き合い方も自ずから異なります。

したがって治療家としては、できる限り一人ひとりの事情やご要望をお聞きした上で治療のゴールを設定するように心掛けています。

例えば、このような事情もあります。

・多少の腰痛を持っていても、一家の大黒柱として仕事をしなければならない。
・痛みやしびれが強くて家事をするのがつらい。
・急に腰痛になっていつもの整体院にかかったら、余計に痛みが出た。
・せめて30分くらいは連続して歩けるようになりたい。
・早く腰痛を治して、楽しみにしている家族旅行に出かけたい。
・学生最後の大会だから、多少の腰痛があっても、何とかこらえて試合には出場したい。
・腰痛は解消されたので、スポーツに復帰できたけれど、さらにパフォーマンスを上げて優秀な成績を残したい。

・医師からヘルニアの手術を勧められているのだけれど、できれば手術以外の方法で治療したい。等々。

当然のことながら、患者さんによって腰痛の責任部位も異なるので、どれだけ運動療法を続ければいいかはケースバイケースです。さらに、腰痛が治ってからやりたいことや、腰痛治療のゴールもそれぞれ異なります。

そこで、私たちFMT腰痛治療の施術者は、問診だけでなく、個々の患者さんの日常生活動作、趣味、スポーツ、仕事など生活習慣やあらゆることを含めて治療計画を練ってゴールを設定していきます。

腰痛を治癒に導くためには、スポーツでの練習や仕事の中でやっても良いことと、やってはいけないことも出てきます。あるいは、無理をしてしまってはまた振り出しに戻ってしまうこともあるので、それだけ腰痛治療のプロとしての的確なアドバイスが求められます。

その一方で、患者さんにとっては、「ここはひとつ無理をしてもやりたい」「なんとか○○までに痛みを軽減したい」「来週のゴルフコンペまでに治したい」「学生最後の大会にはみんなと一緒に出たい」ということもあるかもしれません。

いずれにしても、選択肢は患者さんにあるわけですが、できるだけ必要な、役立つ情報を手に入れた上で総合的に判断することが、早期回復につながることは言うまでもないでしょう。

そのためにも、私たちFMT腰痛治療の施術者は、一人ひとりの患者さんにできる限り寄り添いながら、お身体の状態を正確に把握して、最善・最適な方法を提案させていただきたいと思っています。

重度の椎間板ヘルニアでも手術をせずに治癒した！

それでは、ここでFMT腰痛治療法によって改善、回復された方の中から、読者の皆さんの参考になると思われる症例をいくつかご紹介したいと思います。

まずは、現在、茨城県にある筑波サーキットの専属セーフティーカードライバーで、プロのレーシングドライバー松本孝之選手（50代）の例から。

サーキットのセーフティーカードライバーの仕事は、特にロングの耐久レースの際に、コース脇で車両の中でひたすら待機し、レーシングアクシデント（事故等の緊急事態）の際に、無線で連絡を受けた瞬間、高速で走っている車両の先頭に入り込み、安全な速度になるまでペースを整えるという緊張の連続で、待機も長い時間狭いバケットシートに座っていなければなりません。

また、自ら出場しているレースにおいても、バケットシートで横から強烈な「G」、加速・減速による腰への尋常ではない負担を余儀なくされ、慢性腰痛に悩まされる日々を送ることになっていたようです。

当時、松葉杖をついて来院された松本さんは、腰に痛み、足に麻痺としびれがあり、手術をするしか方法はないかと諦めていたようでした。そして問診後、「プロテック」での施術をして10分もすると、腰部から足にかけて大きな変化を感じたようでした。足先の麻痺、しびれが嘘のように緩和されてきたとのこと。

治療後、あまりの体の変化に「プロテックで治療をしたら手術をしなくても済むかもしれない。プロテックにかけてみよう」と考えたとのことです。

その後、FMT腰痛治療法での治療計画に沿って約2か月間施術をしたところ、今までの腰痛、麻痺、しびれがほぼ改善され、もちろん松葉杖は必要なくなり、レース活動もこれまで以上に頑張れるようになり、スポーツジムでの筋トレもほとんどのメニューをこなせるようになったそうです。

なんと言っても、日常生活に支障なく、アクティブに活動できるようになった喜びはひとしおとのことです。

現在でも、再発することなく、さらに体を鍛え、レース活動に専念し、先日の耐久レースでは優勝するなど、元気に活躍されています。

次にご紹介するM・Hさんは、コンビニエンスストアを経営されている、当時40代の男性で、やはり腰椎椎間板ヘルニアでした。

コンビニを始める前にはお父さんが酒屋をやっていて、その後店舗を改装し、ご自身でお店を始めたことや、まだ子供も小さくアルバイト店員も余分には雇えない状況だったことから、腰椎椎間板ヘルニアになってからも安静にしていられず痛みを我慢しながら何とか仕事を続けていました。

先代からのお客様もいたのでコンビニでも瓶ビールやお酒の配達など重い酒類を販売していたことから腰に負担がかかっていたようです。

整形外科医から手術をすすめられていたHさんは、大きな病院をいくつも回ってサードオピニオンまで得たそうですが、手術をするのが不安だからと迷っていました。

Hさんがどうしても動けないような時には私が往診をすることもありましたが、FMT腰痛治療で改善する可能性が充分にあったので手術はすすめませんでした。

膀胱直腸障害がなければ排泄障害の心配はないので多少時間がかかったとしても日常生活を続けながら運動療法ができます。

仮に、Hさんのように手術しか手段がないステージであれば治療期間は半年から1年くらいかかります。そのようにHさんに説明したところHさんの場合は、仕事においてご家族の方々の協力を得られたこともあって手術をしない選択をされ、仕事を続けながら保存的療法を継続することになりました。

40代前後の働き盛りであれば1年かけて保存的療法をするというのはかなりきつい決断だったと思います。

しかし、それから約1年後、Hさんはフルマラソンに出場できるほど改善し治癒しました。

このHさんのケースも、腰椎椎間板ヘルニアで「手術しかない」「手術をしないと車椅子生活になるよ」と言われていたのですが、手術以外の方法でも治癒する方法はあるという一例です。

但し、念のため付け加えておくと、Hさんのように仕事を続けながら保存的療法を行って回復するケースもあれば、中には腰への負担が大きい仕事をやめていただかないと治癒が難しいケースもあります。

そのような場合は「仕事をやめない限り治癒はムリですよ」と告げ、実際、これまで仕事をやめていただいたケースが何例かありました。

太田聡さん（40代）の場合には、宅急便の配送の仕事をしていて腰椎椎間板ヘルニアのギックリ腰を何度も繰り返し、最もひどいときには近所の総合病院に約2週間の入院を余儀なくされるほどの方でした。まだ小さい子供さんがいらして赤ちゃんも生まれたばかりの状況で、ある程度の収入が得られる現職をやめさせるのには、私自身責任も十分背負うつもりで奥様への説明、そしてご本人への真剣なアドバイスでご理解いただき転職していただきました。その後はまるで親戚付き合いをするかの如く子供たちの成長ぶりを目の当たりにしながら、腰痛治療に専念しました。その結果、無事腰椎椎間板ヘルニアを克服してくれました。

治癒した後には、今度は自分で会社を興して、前職以上に成功されています。かれこれ20年近くのお付き合いになるでしょうか、今でも腰に不安を感じたときにはすぐに飛んできてはお身体のメンテナンスをしますから、腰椎椎間板ヘルニアを再発させないように未然に防げています。

中にはこのようなケースもある、ということを知っておいていただければ幸いです。

ブロック注射と併用したら重度の脊柱管狭窄症が治った

次は、83歳というご高齢の男性で、総合病院の整形のドクターから脊柱管狭窄症の手術をすすめられていた佐藤幸雄さんのケースです。

佐藤さんの息子さんから、「父が手術を検討中なんですが、先生、何とかならないでしょうか？」とご相談を受けたのがきっかけで、鑑別診断をさせていただきました。

佐藤さんは初診時、足踏みは20回ほどできたのですが、腿上げをしてもらったら、10回でもかなりきつい状態でした。20回ともなると腰痛としびれが出て、「もうできない」というレベルでした。

「病院からはオペと言われていたのでどうしたらいいでしょうか？」という佐藤さんに対

して、「担当のドクターにＦＭＴ腰痛治療という保存的療法を見つけたので、ブロック注射と並行してやってみることができないかを相談してきてください」とお願いしました。

仮に、手術をして痛みがなくなっても、しびれや麻痺が残るケースや再発する可能性が高いとされているのが脊柱管狭窄症です（術式にもよりますが）。

とはいえ、当院からすると、来院していただくにも佐藤さんのお住まいが遠方だったこともあったので、痛みを抑えながらリハビリをするのがベターなので、可能であれば定期的に病院でブロック注射を受けながらの治療計画を立ててみました。

医師の同意もありブロック注射と並行してＦＭＴ腰痛治療を続けたところ、結果的に佐藤さんは手術をせずに無事回復しました。

治療を開始して約半年後には、歩行がかなり良くなり、筋トレを始め、約1年後にはほとんど痛みなしの状態になりました。その後も経過を見ながら通院してくださり、14か月目にはブロック注射を中止し、脊柱管狭窄症の代表的な症状である間欠性跛行（痛みが出るので休んだり歩いたりをくり返す）も兆候がなくなり、「坂道でも歩いて買い物に行けるようになった」と、とても喜ばれました。

佐藤さんの場合はご高齢ということもあって、その後もしばらく肩や首のケアで通院されていましたが、今はすっかり良くなられたのでもう来られていません。

ここで少し補足をしておきます。

脊柱管狭窄症というのは、脊柱管を取り囲んでいる椎体や椎弓の変形や周辺靭帯の肥厚、椎間板の変性などによって、脊柱管が狭くなって神経や血管が圧迫されて神経が阻害される疾患ですが、その原因はさまざまです。

これまでは「脊柱管狭窄症になると治らない」と言われていて、私自身も半ばそう思っていたので、ＦＭＴ腰痛治療法を始める前まではほとんど治癒までには至らず、治療計画も曖昧になっていました。

それが、佐藤さんの場合はご理解のある医師とタイアップができ、その医師が「本人がそう言うんだったら、歳も歳だからその保存的療法をやってみたらどうですか。それでどうしてもダメだったらその時に手術をすればいいし」と言ってくれたのが幸いし、ブロック注射によって痛みがコントロールできたことで治癒まで至ることができたのです。

このように、理解のある医師との連携ができれば、痛みをコントロールしながら有効な保存的療法を続けられるので、今後さらにこのようなケースが増えていくことを望んでやみません。

治療計画通り6か月後にヘルニアが治癒した

次にご紹介するのは少し珍しい症例で、腰の痛みではなく、腰椎椎間板ヘルニアで足が麻痺して持ち上がらないということで来院された森下善弘さん（50代）です。

画像を見たら、腰部のかなりの部分が腰椎椎間板ヘルニアのステージⅢになっていました。

森下さんは、不動産業でデスクワークの仕事をしていて、身体はスリムでフットサルなどのスポーツをやっていました。腰を悪くするようなタイプには見えませんが、背が高くて、いつも背中を丸めた状態で机に向かっていたことが腰椎に過重な負荷をかけていたのだと思われます。

整形外科で神経ブロック療法と湿布と飲み薬を処方してもらい、保存的療法を継続し神経ブロック療法の3回目で疼痛はほぼなくなるほどに順調に改善してきていたそうです。しかし、痛みに変わって足のマヒが出現し悪化してきたそうです。

当初手術適応で比較的簡単といわれる術式で説明を受けたので、一旦は手術を受けることを決意したそうですが、さらにＭＲＩなどで精査をしてみると、簡単な術式ではできないということがわかったようです。つぶれている部分の上の骨と下の骨をステーとボルトで固定しなければいけないとのことでした。

当院受診時も足が持ち上がらないので、鳥が歩くように小さく飛び跳ねるような歩き方でした。このような歩行を医学用語ではまさに鶏歩《けいほ》と呼び、筋力が0《ゼロ》であることを意味します。

「でも、できれば手術はしたくない」とのことだったので、「3か月以上はかかると思います」と告げ、さっそく「プロテック」を用いた治療を始めることにしました。

当初は、「はたしてどうかな？」というのが正直な気持だったのですが、FMT腰痛治療で運動療法を続けているうちに30数回目の来院時には筋トレができるようになり、6か月ほど経った頃には階段の昇降ができるようになりました。

多少しびれが残っていたものの、森下さんがフットサルのボールもちゃんと蹴られるまで改善したことで、ヘルニアで下肢が麻痺しているレベルでも回復することができるという症例を体験させていただきました。

次は、パン屋さんで働いている山川康恵さん（40代）の症例です。

山川さんは、仕事中にギックリ腰になったそうで、原因は椎間板を傷つけたタイプのギックリ腰でした。

山川さんの場合は、立とうとすると強い痛みがあるので、腰を曲げたまま、まっすぐに立つことができない状態でした。いわゆる疼痛回避による側彎症です。

初診時には、入口にキャスター付きの事務机の椅子を用意しておいて、それに乗ってもらってプロテックの前まで移動しなければならないほどの歩行困難な状態でした。

プロテックに乗っている時には痛みは出なくて楽になるけれど、降りる際にはまた痛みが出る。降りた後も、痛みで2時間半ほど横になっていないと立ちあがれないといった状況で、これまで当院の患者さんの中で一番長く院内に滞留された方でした。

あまりにも痛みが強いので、ご主人にお願いしてご自宅から痛み止めの薬を持ってきていただいて、痛み止めを併用しながら治療に当たりました。

はじめに「(治療期間は) 3か月プラスアルファです」と告げ、施術を開始したところ、当初の計画通りほぼ3か月目に治癒し、治療終了となりました。

初回は山川さんの場合、「プロテック」による運動療法を2、3クールほど行いましたが、初日から10日後にはまっすぐに立つこともでき、曲げられなかった身体も曲げられるようになって、２週間目で疼痛回避による側彎はなくなり、３週間後にはペインスコアも10から１まで良くなって、ほぼ日常生活は問題なくなりました。

その後、山川さんは、花粉症でくしゃみをして再発しそうになったそうですが事なきを得て、さらにメンテナンスを続けた後、痛みがなくなって計16回の治療で終了となりました。

このように、ギックリ腰といっても個人差はあるものの椎間板を傷つけてしまった場合には回復までに約12週、３か月くらいかかるのが普通です。

次にご紹介するのは、高校生の矢田部清花さん（10代）で、腰椎分離すべり症の患者さんです。

分離すべり症は、身体の柔らかい中学・高校生頃に、スポーツの練習などでくり返して腰椎を反らしたり回したりすることで起こりやすくなります。

矢田部さんは、オリンピックを目指している器械体操の選手で、腰椎の椎弓の分離があり、症状が出たり出なかったりをくり返していて、「治るのだろうか？」との不安を持って来院されました。

鑑別診断では、腰椎の不具合と、それまでテクニック重視のトレーニングに偏って、体幹を鍛えていなかったことも要因だと考えられたので、「プロテック」を用いた治療と併用して筋肉トレーニングを行うことにしました。

両足の間にバランスボールを挟んで抵抗運動をすると体幹部が鍛えられます。

これをくり返すことで分離すべり症の進行を防ぐことが可能で、矢田部さんの場合、8か月ほど経過した頃から来院されていないので、今のところ調子は良いようです。

そもそもは、矢田部さんのコーチが当院に来られたのがきっかけで、矢田部さんはコーチの紹介で来院されたのですが、そのコーチはまず選手を整形外科医院に受診させ、そこで治らなかったら当院へ連れて来るというやり方でした。

それだけ当院を信頼してくださっているわけですが、私もそのスタンスはよく理解できます。とりわけ、将来が待望されている若い選手だからこそ、まずは病院の医師のもとで骨に異常があるかどうかを診断してもらって、運動療法やリハビリは当院にご紹介いただくというのは、双方にとって望ましい形だと思っています。

脊柱管狭窄症なのに、ゴルフをしてもまったく痛みがない⁉

最後にご紹介するのは、脊柱管狭窄症でつらい思いをされていたO・Iさん（70代・男性）。Oさんの場合、画像検査で見ると、背骨の骨と骨がくっつくほど脊柱管が狭くなっており、これだけを見ると、「これはひどい、痛くて歩けないでしょ⁉」「まして、ゴルフなんてもってのほか」と言われるレベルです。

ところが、Oさんはゴルフをしていても、まったく痛みがないのです。

Oさんは、これだけ骨が変形しているので、歩き方は多少ぎこちない面もありますが、月2回ほどメンテナンスに来られていることもあって、日常生活もまったく問題なく、車も運転されますし、元気な人と同じようにゴルフコースを周り、しびれもなく過ごされています。

Oさんの例からも、「画像診断だけでは痛みの原因は特定できない」ことがおわかりいただけると思います。

実際には、食生活、運動療法、リハビリ、筋トレなど適切なメンテナンスを行っていれば、痛みとは無縁の生活や仕事、趣味を楽しむことができるケースも少なくないのです。

以上、ご紹介したのはほんの一例ですが、浮かせて治すＦＭＴ腰痛治療法の一端がご理解いただけたかと思います（第５章にも数多くの症例が紹介されているので、ぜひご参照ください）。

リスクのある手術をしてその後リハビリをするのか、それとも普段の生活を送りながら早期に運動療法をするのかではとても大きな差があります。

もちろん、いずれを選ぶかは患者さん次第です。

ただ、これまで1万人以上の患者さんにＦＭＴ腰痛治療法を行ってきた私の立場で言えることは、これを超える最新腰痛治療はないだろうということです。

おかげさまで、ＦＭＴ腰痛治療法は、多額の広告宣伝費をかけなくても、口コミで各地に着実に広がっています。

これを機に、これまでになかった最新の腰痛治療法をその選択肢の中に加えていただいて、はたしてどの方法が最善なのかを、ご自身の鑑別眼でしっかりと見極めていただければと思います。

コラム

【脊柱管狭窄症とは】

脊柱管狭窄症を簡単に説明します。背骨の中にあって脳から繋がっている神経の通り道を保護するためのまるでゴムホースのような管の部分が、周りの靭帯や椎間板や変形した骨などに圧迫されて足がしびれたり、しばらく歩くと座り込みたくなってしまうような病気を脊柱管狭窄症といいます。

この病変はギックリ腰のように急激かつ重度に発生するわけではなく、例えば、椅子に浅く腰かけて腰をかがめている姿勢を繰り返すことと加齢による脊柱管を構成する組織の経年変化が重なり、再び立位や歩行時にある程度良い姿勢に戻ろうとしても当該の脊柱管（例えると神経を覆うゴムホースのようなもの）が柔軟性を全く失い神経自体や周辺の毛細血管が圧迫されて症状が出現すると考えられます。

さてこの治療法ですが、軽度から中等度の患者さんにおいてはストレッチや体重負荷のかからない歩行の組み合わせの治療が効果的であることが証明されています。加えて腰やお尻の痛み及び下肢痛については理学療法と運動療法の組み合わせは有効であるとも言われております。これはFMT腰痛治療法における上半身の重さを取り除いたうえで下肢のストレッチや運動療法を行うことと同意義になり、まさにFMT腰痛治療は理にかなった治療法と言えます。

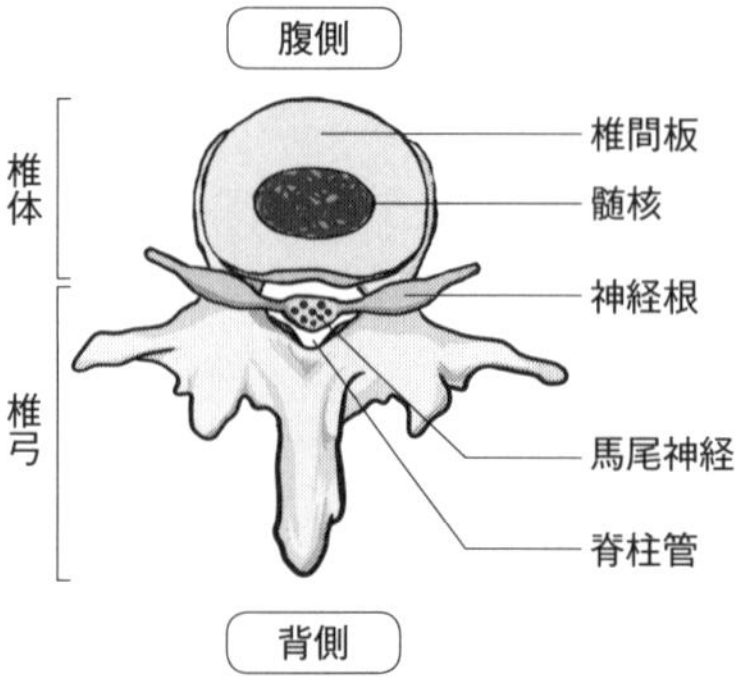

第4章

緊張をやわらげて痛みの再発を防ぐ早期回復のためのセルフケア

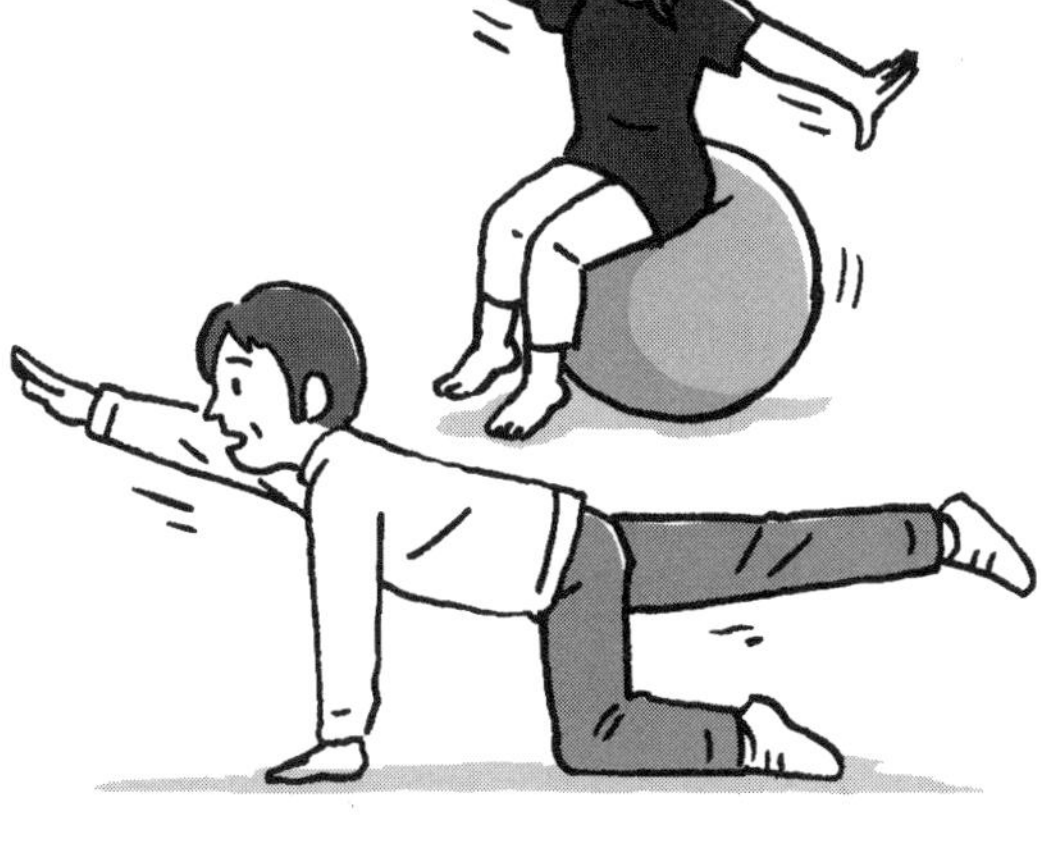

治った腰痛を再発させないために

この章では、腰痛の再発を防ぐために必要なことをお伝えしたいと思います。

せっかく腰痛が良くなっても、また再発してしまっては元の黙阿弥です。また、痛みが治らないことへの不安や心配があると、それがストレスとなってさらに痛みを慢性化させる傾向があるので、やはり早期治療と共に予防が一番です。

そこで、「どのような運動が効果的なのか？」ということになりますが、第一に普段の姿勢が大事なので、腰痛予防の観点からどんな姿勢が望ましいのかを確認しておきましょう。

すでに皆さんご存知の通り、猫背は、腰部に過重な負荷をかけ、背骨のS字カーブを損なう悪い姿勢なので「NG」なのは当然です。

といっても、逆に良い姿勢をしようとして、胸を張り過ぎても腰に負担がかかるので要注意、気負い過ぎも禁物です。

また、腹筋が低下するとお腹が前に出て、腰が反り過ぎてしまって、やはり腰の筋肉や関節、椎間板に負担をかけます。

したがって、基本的には、腹筋を鍛えて背骨のS字カーブを保持しておくことが腰に負担をかけない理想的な姿勢と言えるでしょう。

ちなみに、筋肉から見た理想とする姿勢は、重力に対抗している「抗重力筋」が適度に鍛えられてバランスが取れている状態です。

具体的には、脊柱の両側に並んで背骨を支えている脊柱起立筋、腹筋（腹直筋）の深部にあって姿勢を保っている腹横筋、膝関節の伸展作用と同時に股関節の屈曲作用を持つ大腰筋などです。

良い姿勢を保つには、頭のてっぺんに紐が付いていて、その紐が上から引っ張られているようなイメージで、顎を引き、おへそを引っ込めるように意識しておくとよいでしょう。

但し、同じ姿勢を長時間続けていると、身体の深部にある筋肉が疲労して痛みを発しますから、こまめに体位を変えたり、休息を取るなどして、同じ筋肉ばかりに負担がかからないようにするのがポイントです。

日常生活では、次の点にご注意ください。

☑ 床から重い荷物などを持ち上げる時は、必ず腰を落として荷物を自分の体にできるだけ密着させ、しゃがんだ状態から膝を使って持ち上げましょう。

☑ 横になって休む時は、腰の痛い側を上にして横向きに寝ると楽です。膝と膝の間にクッションなどを挟むとより楽に休むことができます。

☑ 立っている姿勢が長くなってしまう時には、10センチ程度の踏み台を置いて、片足ずつ交互に乗せてあげると良い姿勢を保ちやすくなります。

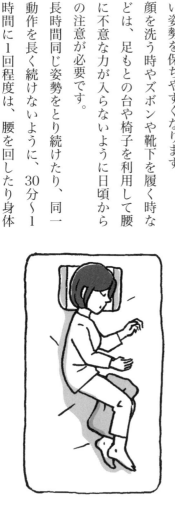

☑ 顔を洗う時やズボンや靴下を履く時などは、足もとの台や椅子を利用して腰に不意な力が入らないように日頃からの注意が必要です。

☑ 長時間同じ姿勢をとり続けたり、同一動作を長く続けないように、30分〜1時間に1回程度は、腰を回したり身体

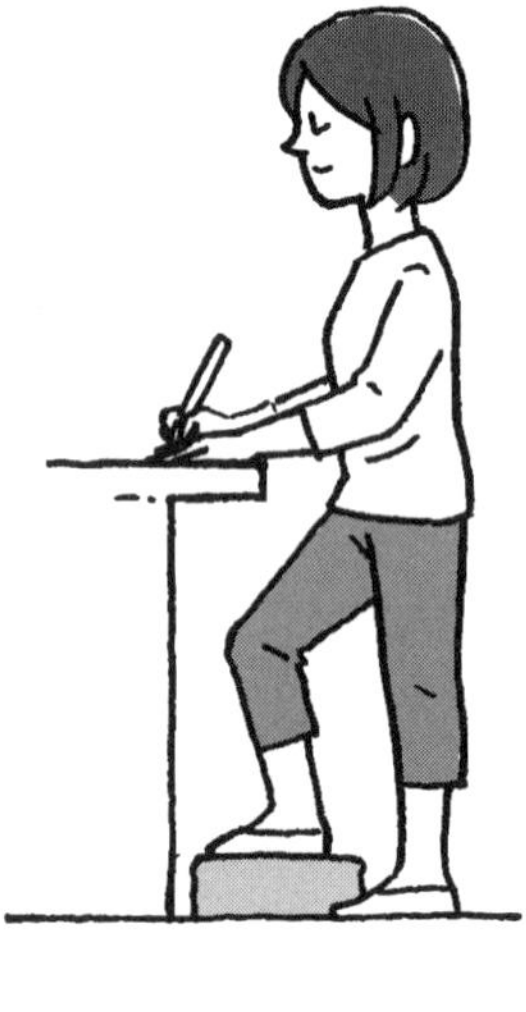

を伸ばすなどストレッチをしましょう。

セルフチェックの方法

できるだけ早い段階で腰痛に気づいたり、また再発を防ぐためには、その兆候を見逃さないことが大事です。

何ごとも、「早期発見、早期治療が肝心!」なので、疑わしいと感じたら、進行しないうちに信頼できる治療院に行って鑑別してもらうのが賢明な方法だと思います。

そこで、腰痛の兆候が出ていないか、日頃から自分でチェックするように心がけましょう。

以下の項目が当てはまると、ひどい腰痛になる可能性が大です。

- □ 朝起きた時や、夜ベッドに横になった時に腰が重く感じる時がある。
- □ 朝起きた時は痛みがあるが、身体を動かしているとだんだん痛みが和らぐ。
- □ 身体を後ろに反らすと、腰に痛みが走る。
- □ 洗顔をする時などに、前にかがめない。

□　歩くと、腰部、臀部、脚などに痛みを感じる時がある。
□　咳やくしゃみをすると、腰に響く。
□　太腿やふくらはぎに、痛みやしびれがある。
□　何もしていないのにお尻が痛くて、叩きたくなることがある。
□　靴下を履く動作がつらい。
□　階段の昇り降りがつらくて、つまずきやすい。

また、気づかないうちに、腰痛になりやすい生活習慣になっていないかもチェックしておきましょう。

以下、該当する項目が多いほど、発症リスクが高くなります。

□　仕事柄、毎日、長時間同じ姿勢で過ごしている。
□　立ちっぱなしでいる時間が長い。
□　重い物を持つことが多い。
□　人からよく「姿勢が悪い」と言われる。

□ほとんど運動をしていない。
□ゴルフやテニスなど、腰を捻る運動をしている。
□適正体重をはるかに超えている。
□身体は硬い方だ。
□椅子に座る時にいつも同じ方の脚を組むクセがある。
□いつも片方の肩だけで重いカバンをかけている。
□ハイヒールや厚底の靴を履くことが多い。
□身体が沈み込むような柔らかい寝具で寝ている。
□噛み合わせが悪い。
□出産後、骨盤をケアしていない。
□不規則な食生活が続いている。
□夜更かしすることが多い。
□入浴はシャワーだけですませる。
□ストレスを溜めやすい。
□座っているとだんだんお尻の部分が前にズレてきて、腰や背中が丸まってしまう。

肥満も腰痛の発症リスクを高める

腰痛を引き起こしやすい要因の一つが、肥満です。

上半身の体重（重力）が腰部に負荷をかけていることは既に述べた通りですが、それは上半身には重い臓器が集中していて、血液や水分量も多く、全体重の60～70％の重さがあるためです。

ですから、体重が増えると、その分だけ確実に椎間板に負担がかかります。また、肥満になると筋肉よりも脂肪の割合が多くなるため、骨や靭帯にかかる負荷も大きくなります。

とりわけ、日本人は日常生活で腰や膝を

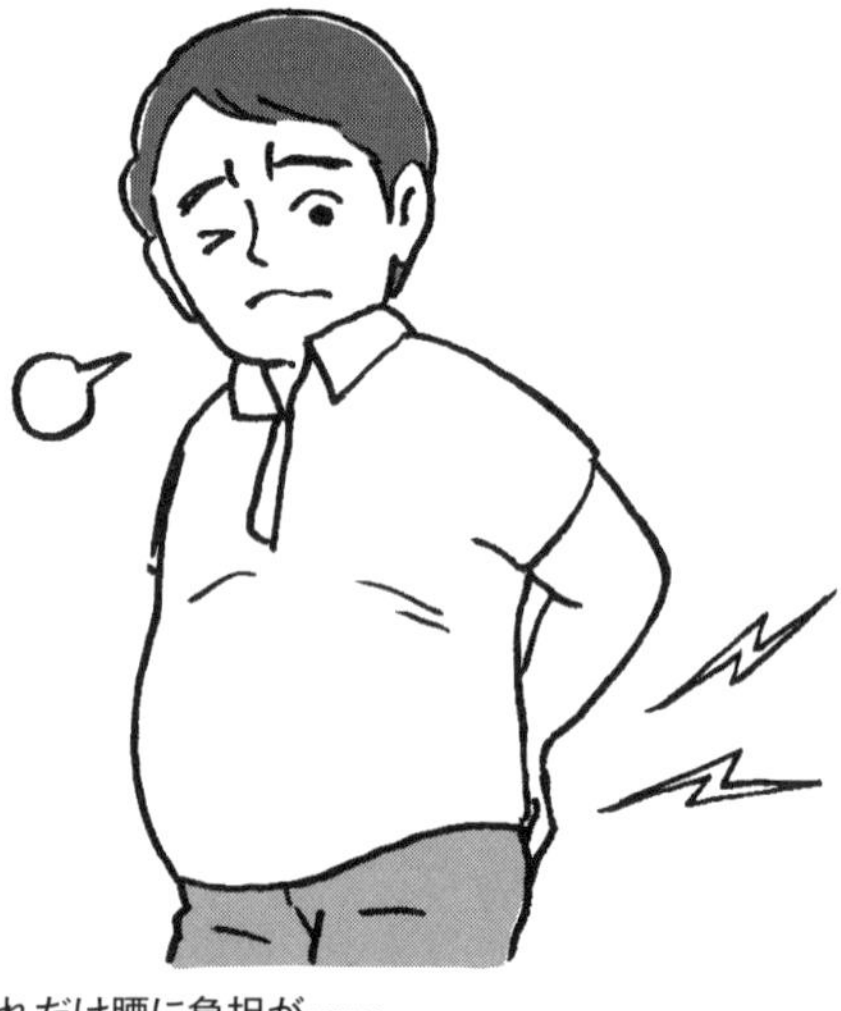

肥満になるとそれだけ腰に負担が……

よく使うため、そこに重い体重がかかるとそれだけ故障が起こりやすくなります。

さらに、ウエストサイズが増えると、腰椎前彎が大きくなり過ぎて、腰の関節や筋肉にも余分な負荷がかかってしまいます。

このように、肥満になるとそれだけ腰部に過剰な負荷がかかり、腰痛を引き起こすリスクが高まるのは明らかです。

普段から肥満にならないよう、食べたら動くとか、動く分だけ食べるよう、摂取カロリーが基礎代謝量と運動量の合計になるように心がけることが第一です。

そして、バランスのよい食事を心がけること。食事のポイントは、炭水化物の量を控えめにして、まず野菜から食べたり、タンパク質を増やした食事を心がけることです。そして、夜食や間食はなるべく控え、よく噛んで食べることも大切です。

また、運動不足になると肥満になりやすいため、日頃から運動する習慣をつけましょう。

但し、運動習慣のなかった人がいきなりハードな運動をすると故障する危険性があるので、無理をせずに、ウォーキングなどで少しずつ慣らしていくのがベターです。

特に、ゴルフや野球、テニスや卓球など、腰に急激な回転をさせる運動の前には、充分なストレッチを行ってください。

片側ばかり負担のかかるスポーツをしている方は、反対方向への準備体操も忘れずに行うこと。同じ筋肉をくり返し使っていると、筋肉が硬くなって弾力性が損なわれ、不具合を起こしやすくするからです。

どんなスポーツであっても、体幹と下半身の筋肉はとても重要です。

いわゆる「腰の据わった」状態は、重心のバランスが取れて腰椎への過重な負荷がかからないので、ケガをしにくく、最大限のパフォーマンスを発揮できる姿勢と言えます。

体幹とは、首、肩から股関節までの胴体部分、身体の中心軸となる部位で、その周辺の筋肉及び下半身の筋肉を強化するためのポイントは、ストレッチとトレーニングです。

ストレッチの目的は、硬くなった筋肉を柔らかくすること。筋肉が強張ったままだと、骨盤や腰椎の動きが制限されてしまって、腰痛が誘発されてしまうからです。

それに対して、弱くなってしまった筋肉を強くして、筋力を向上させるのがトレーニング（筋トレ）です。

運動やトレーニングによってある程度筋力がついてくると、腰を支える力がついて、腰椎への負担も軽減されます。

つまり、硬くなっている筋肉は伸ばし（ストレッチ）、緩くなっている筋肉は筋力を強化（筋トレ）してあげればいいのです。

腰痛予防のためのストレッチとトレーニングのやり方については、最後にご紹介します。

ロコモティブシンドロームの予防＆痛みをコントロール

腰痛になりやすい要因の一つが肥満だと言いましたが、やせ過ぎるのも問題で、骨や筋肉が弱ってしまって腰痛のリスクが高まるので、要注意です。

骨や筋肉の量は、20〜30代がピークで、骨や筋肉が弱ってくると身体の衰えを感じやすくなり、加齢とともに思うように動けない身体になってしまう恐れがあります。

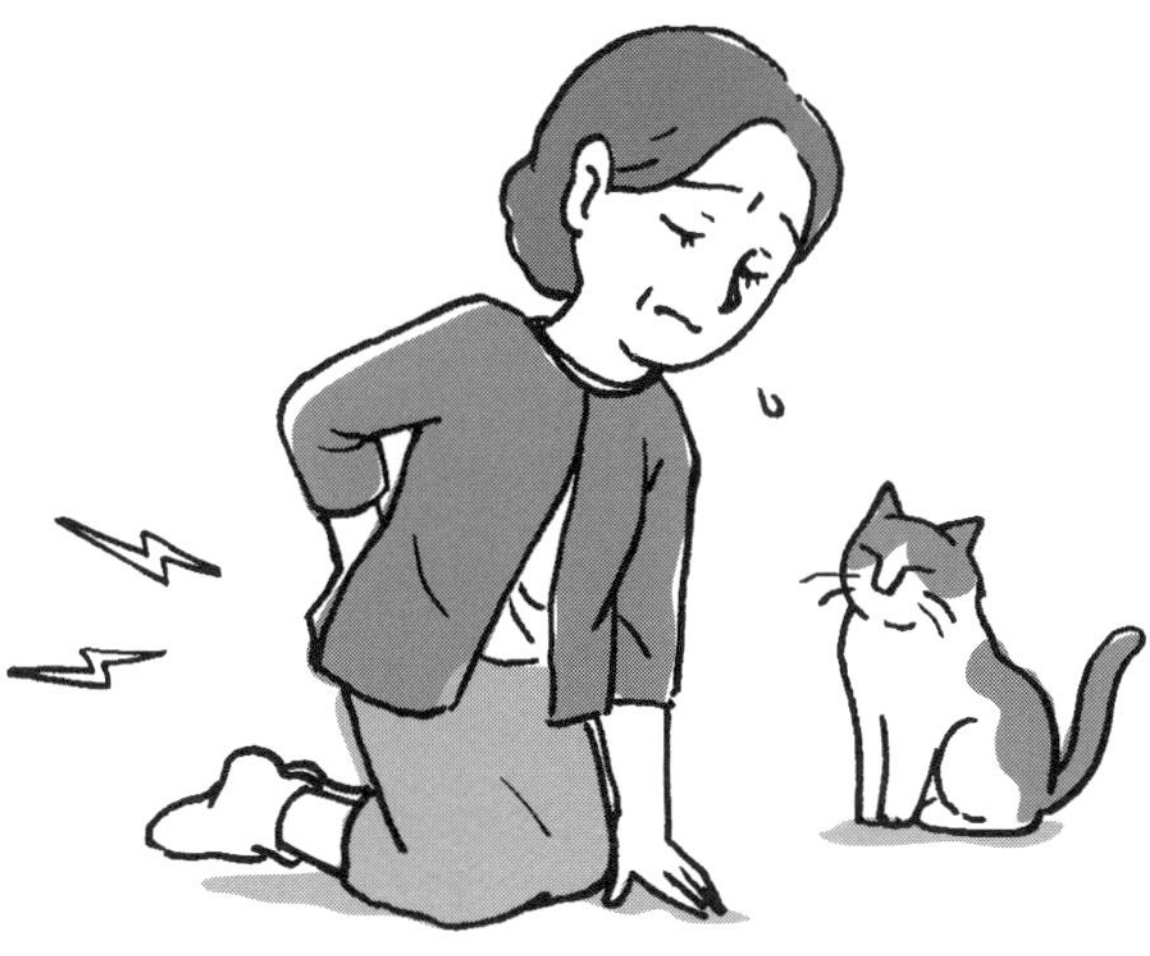

加齢、やせ過ぎ、運動不足でも腰痛になる場合があります

この加齢に伴う筋量・筋力の低下のことを「加齢性筋肉減少症」(サルコペニア)と言い、さらに運動器の障害のために移動機能が低下した状態を「ロコモティブシンドローム(略称：ロコモ、和名：運動器症候群)」といいます。

運動器は、身体を支持する骨、骨格を動かす関節や脊椎の椎間板、骨格を動かしたり制御する筋肉、靭帯、神経系、という3つの要素で構成されています。

ロコモは、骨、関節、軟骨、椎間板、筋肉、といった運動器のいずれか、あるいはそれら複数に障害が起こり、「立つ」「歩く」といった機能が低下している状態です。

進行すると、要介護や寝たきりなど日常生活にも支障が生じてくることから、2007年、公益社団法人日本整形外科学会はかつて人類が経験したことのない超高齢化社会・日本の未来を見据え、このロコモという概念を新たに提唱しました。

ロコモの原因となる主な運動器疾患は、「骨粗鬆症」「変形性膝関節症」「脊柱管狭窄症」の3つで、そのまま放置しておくと痛みの慢性化と症状の悪化を招きます。

そこで、日本整形外科学会では、自分で気づくためのツールとして「ロコチェック(ロコモーションチェック)」と、ロコモ対策としての運動「ロコトレ(ロコモーショントレーニング)」のパンフレットを作成し、ホームページ上からダウンロードできるようになっているので、気になる方はぜひ閲覧してみてください。

参考までに、ロコモ度チェックの一例を挙げておきます。

自分のロコモ度は、以下のロコチェックを使って簡単に確かめることができます。7つの項目は、すべて骨、関節、筋肉などが衰えているサイン。1つでも当てはまればロコモが疑われます。

足腰の筋力が弱った高齢者が、つまずきやすくなったり、バランス能力が低下して転倒

【ロコチェック】

- □ 片足立ちで靴下が履けない。
- □ 家の中でつまずいたり、すべったりする。
- □ 階段を上がるのに手すりが必要である。
- □ 家のやや重い仕事が困難である。
- □ 2kg程度の買い物をして持ち帰るのが困難である。
- □ 15分ぐらい続けて歩くことができない。
- □ 横断歩道を青信号で渡りきれない。

しやすくなったりすることは、皆さんよくご存じかと思います。骨、関節、筋肉はそれぞれが連携して働いており、どれかひとつが悪くても身体はうまく動きません。

そこで、運動器の働きを正常に保つためには、軟骨や椎間板に対しても運動や生活活動によって適正な負荷がかかることが必要で、それゆえ歳をとってからも適度な運動を続けることが大事なのです。

いつまでも自分の足で歩き続け、不自由のない生活を続けていくためには、ロコモを予防することが大事で、それが同時に腰痛予防にもつながるのです。

そのためのポイントは、特に体幹や腰部の筋力を強化しておくことです。

もちろん、「プロテック」を用いればそれが簡単にでき、ロコモによる痛みのコントロールも可能です。

「プロテック」を使うと、腰を浮かせることによって全体重の6割もの上半身の重さがかからない状態（除圧）で椎間板内圧を下げ、痛みを伴わずに腰部の筋肉を満遍なく動かすことができます。

そして同時に、下半身の重みによって適度な負荷をかけることができるので、各部の筋肉の緊張がとれて血流が促進されると共に、体幹、腰部、下肢部の筋肉に対してストレッチや筋力アップのトレーニングも行うことができます。

体幹のコアマッスルをトレーニングしよう

体幹が弱っている人が多いことと腰痛患者の増加は、密接に関連しています。したがって、腰痛予防の観点からすると、体幹部の筋トレはとても重要です。

体幹の筋力がついてくると、脊椎が理想のS字カーブに近くなって、骨盤も安定します。とりわけ、スポーツ選手や武道家、ダンサーなど、身体を酷使する方々は体幹（軸）が重要で、どれだけ体幹が鍛えられているかによって、ケガの予防やパフォーマンスの向上、また日頃の体調管理などにも大きな影響を及ぼします。

もちろん、スポーツをやっていない人にとっても体幹は重心を保つ上で重要な部位なので、体幹のコアマッスルをトレーニングしておくことに越したことはありません。

コアマッスルとは、腰回りを取り囲む前部（腹横筋や腹筋群、大腰筋）、後部（腰方形筋、多裂筋、脊柱起立筋）、上部（横隔膜）、下部（骨盤底筋）など体幹を安定させている深層筋（インナーマッスル）の総称です。

腰の筋肉というと、一般的に身体の後ろ側にあると思われがちですが、前にも横にもあって、全体を取り囲むようにして腰椎を支えています。

ところが、従来は背筋や腹筋を鍛えるトレーニングはよくやっていても、「横や前の筋肉を鍛えるという発想はなかった」という方も少なくないのではないでしょうか。

しかし、最近では福岡ソフトバンクホークスの工藤公康監督やサッカーの長友佑都選手などトップアスリートたちの実践例によって、体幹のコアを鍛えるトレーニングが注目されています。

体幹のコアを鍛えるトレーニングによって、姿勢が良くなって腰痛が改善したり、基礎代謝が良くなって疲れにくく、パフォーマンスが向上するなど、さまざまな効果がもたらされることや、成長期以降でも鍛えられることがわかっています。

というわけで、ロコモ予防、腰痛予防のために、ぜひ効果的な運動を続けていただければと思います。

腰痛予防のためのセルフケア

運動をより効果的に行うポイントは、意識的に呼吸をしながら身体を動かすことです。

運動中は、筋肉に普段より多くの酸素が必要になるので、たくさん酸素が供給できるような呼吸の仕方が大事で、それが運動効果のアップにつながります。

筋肉に酸素がいきわたり、パフォーマンスが向上する効果的な呼吸法のポイントは、

①筋肉の収縮を伴う時＝負荷をかける時には、口からゆっくりと息を吐きながら、

②筋肉の伸長を伴う時＝緩める時には、鼻から吸いながら行うことです。

これは、車を運転する際、アクセルとブレーキを適切に使いわけながら安全運転をするのと同じです。

つまり、筋肉を収縮させる時は、筋肉に力が入るよう、アクセルを踏み込むように口から息をゆっくりと吐きながら曲げていく（筋緊張）。

そして、筋肉を伸長させる時は、負荷がかかった筋肉が伸びるよう、ブレーキをかけるように鼻から息を吸いながら緩める（リラックス）。

このように動きに合わせて呼吸に集中していると、運動効果がアップし、知らず知らずのうちに呼吸が止まることも防げます。

特に、トレーニングを行う時は、力を入れるためについ息を止めてしまいがちですが、力むと血圧が急激に上昇して危険性を伴うので、息を止めてしまわないように気をつけま

しょう。

それでは、腰痛再発予防のためのセルフケアとして、ご自宅で簡単にできるストレッチとトレーニングのやり方をご紹介したいと思います。

❶腰のストレッチ

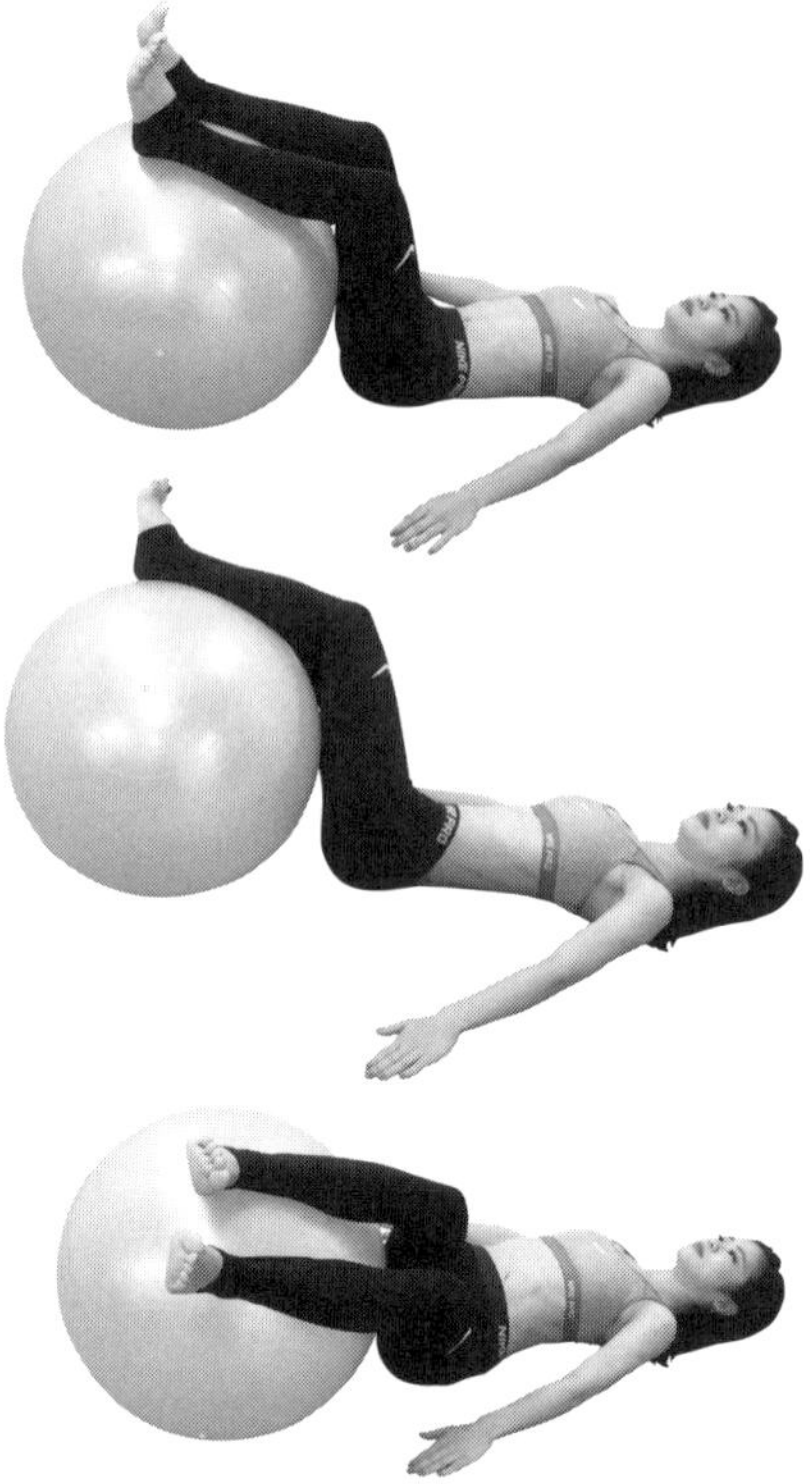

●仰向けになって、バランスボール（55㎝サイズ）の上に両足（膝から下）を乗せた状態で、身体を左右に捻っていきます。

●まず、ゆっくりと右側に曲げながら腰を伸ばし、次に同じようにして左側に曲げて腰を伸ばします。

●この時、呼吸と連動するとより効果的です。止まっている時に鼻から息を吸い込み、口から細く長く息を吐き出しながら動かしてストレッチを行います。

❷太ももの後ろのストレッチ（タオルを使用）

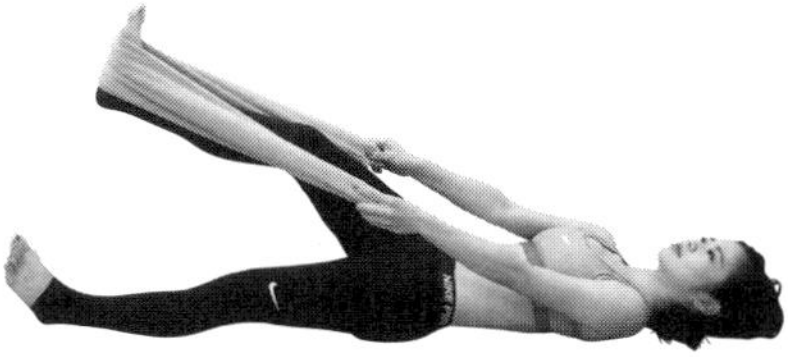

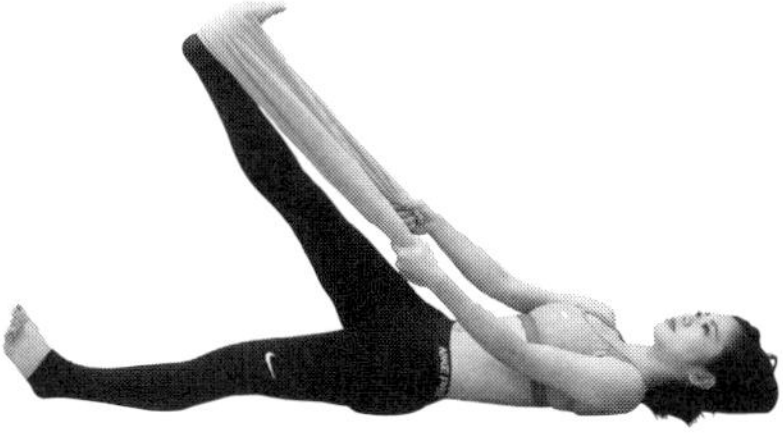

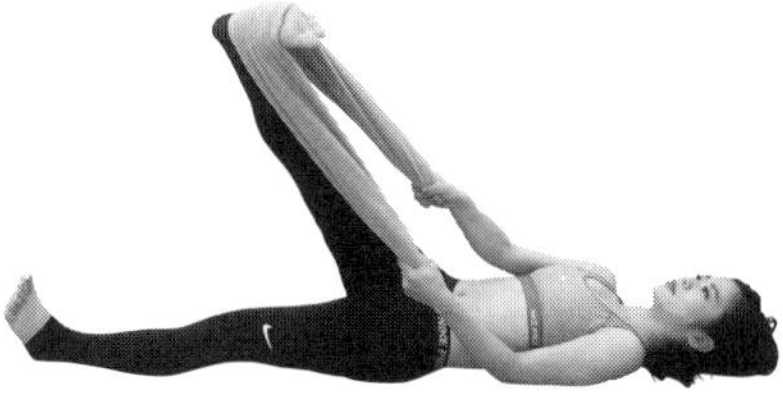

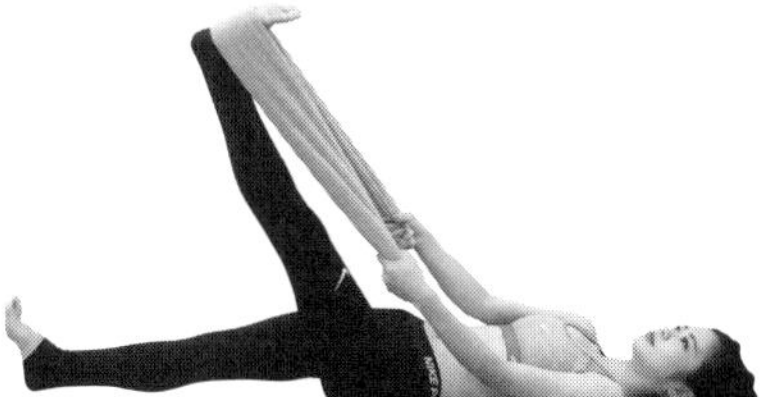

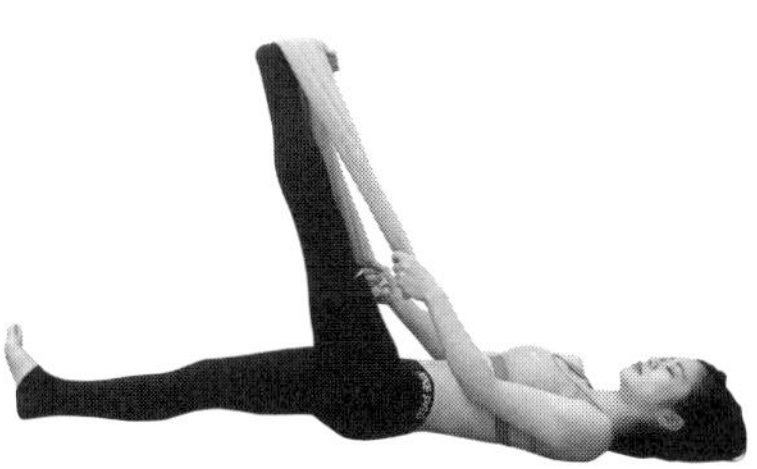

●仰向けになって、両手にバスタオルを持ち、輪になった中心部分を足の裏にひっかけます。

●タオルを引きながら足をゆっくりと上に上げていきます。この時、膝が曲がらないように注意し、また足の関節が下に向かないよう、なるべくつま先が自分の方に向くように伸ばしていきます。

●まっすぐ伸ばしきった状態で、約30秒間止め、ジワジワする心地良さを味わいます。

●次に、足のつま先の位置を内側に向け、つま先の向いている方向にさらに足を持ち上げていきます。すると今度は、太もも後ろ側（外側寄り）が伸びます。これも心地良いところで約30秒間キープします。

●これを左右交互に行うのを1セットとし、2セット程度行います。

❸体幹（コア）を鍛えるトレーニング1

●四つん這いになって、右手と左足、左手と右足というように交互に上げていきます。

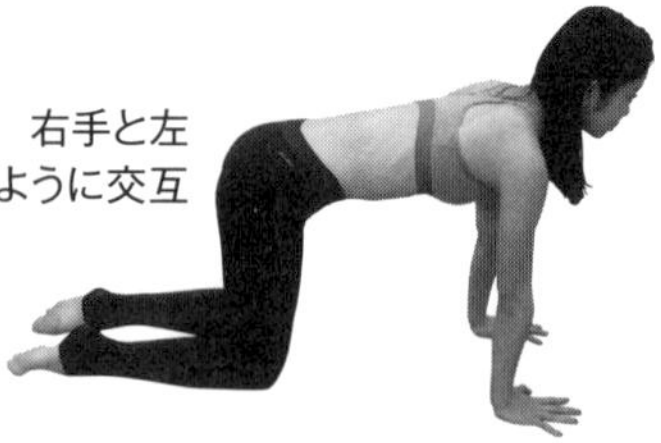

●まず、左足を上げたら、同時に右手を上げ、この時手のひらは上に向け、顔は正面を向きます。

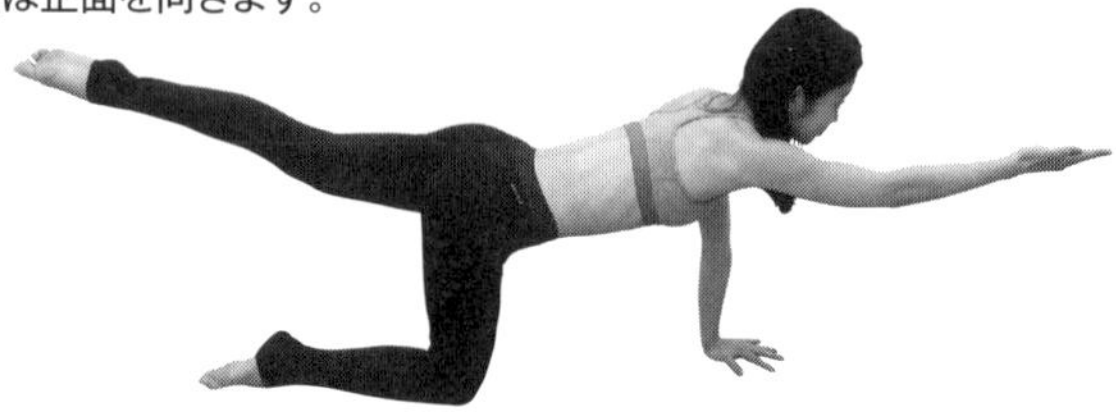

●次に、右足を上げたら、同時に左手を上げ、同じく手のひらは上に、顔は正面を向きます。

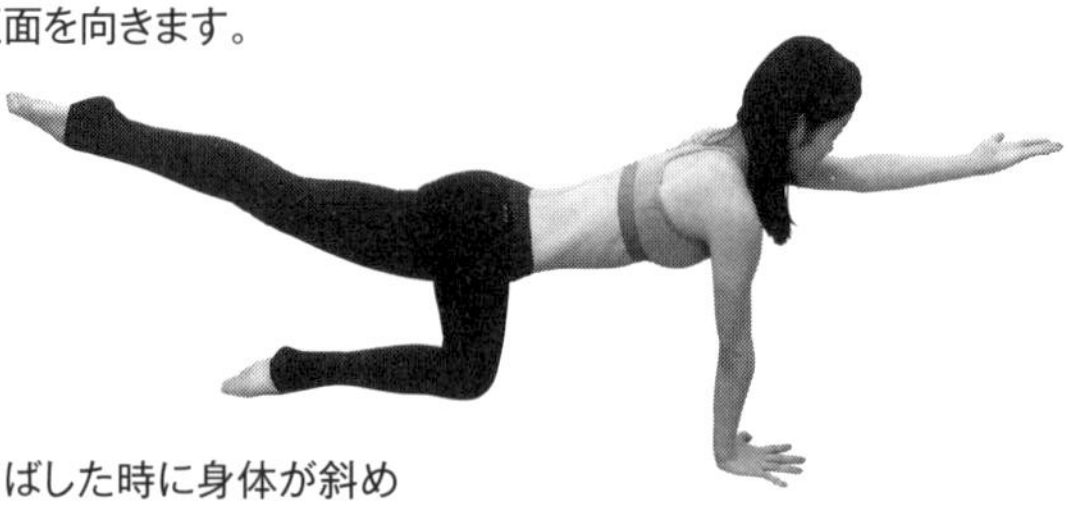

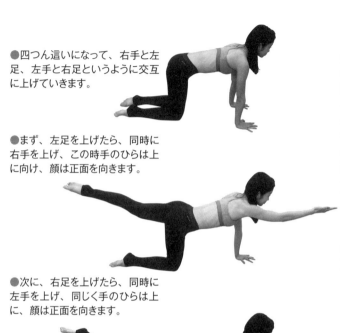

●手足を伸ばした時に身体が斜めにならないよう、また足が下がったり上がり過ぎないようにして、一直線になるようバランスを保ちながら（他の人がいれば姿勢を見てもらうか、鏡があるなら鏡を見ながら）30 秒間姿勢をキープします。

● 30 秒経ったら、手と足を逆転し、同じ要領で伸ばし、30 秒間姿勢をキープします。

❹体幹（コア）を鍛えるトレーニング2（バランスボールを使用）

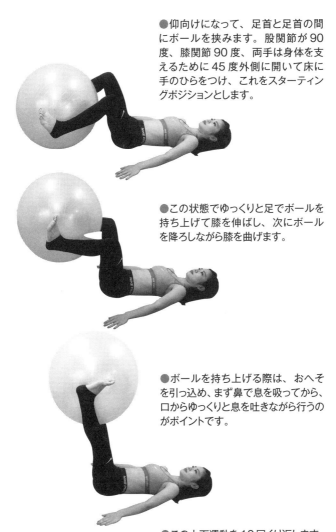

●仰向けになって、足首と足首の間にボールを挟みます。股関節が90度、膝関節90度、両手は身体を支えるために45度外側に開いて床に手のひらをつけ、これをスターティングポジションとします。

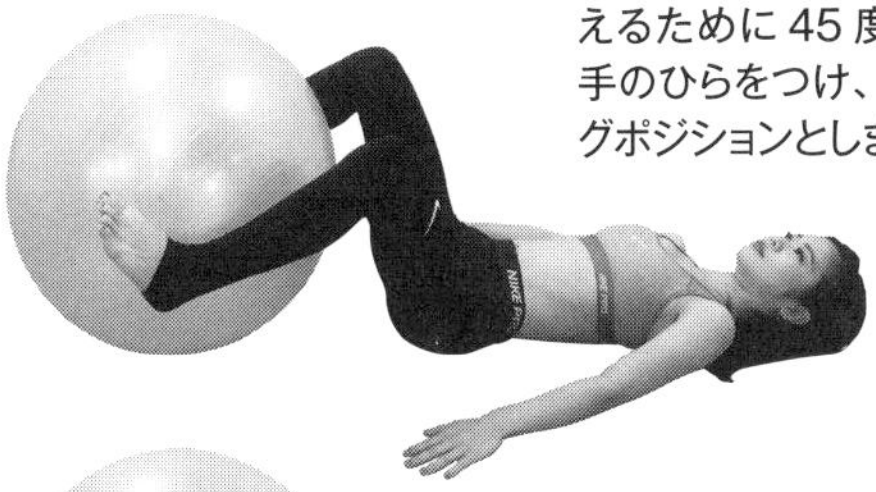

●この状態でゆっくりと足でボールを持ち上げて膝を伸ばし、次にボールを降ろしながら膝を曲げます。

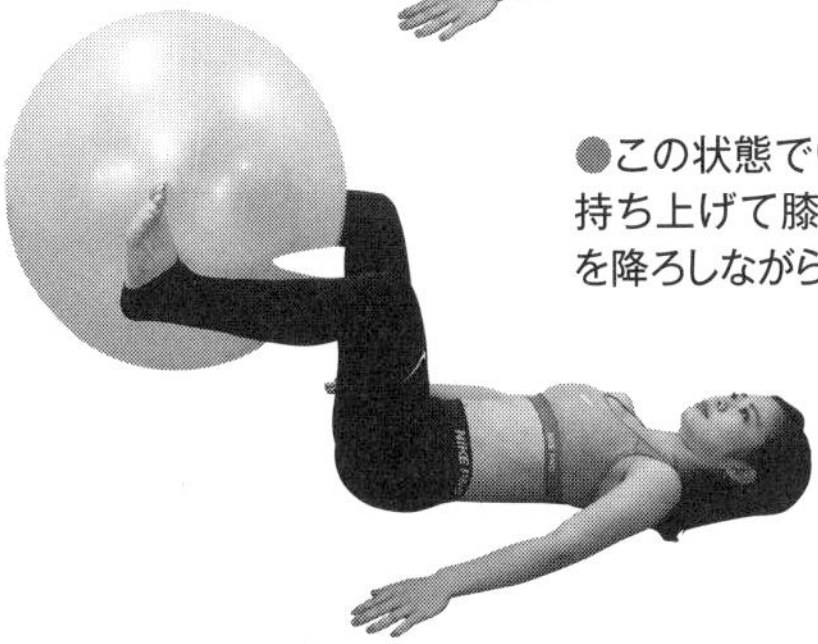

●ボールを持ち上げる際は、おへそを引っ込め、まず鼻で息を吸ってから、口からゆっくりと息を吐きながら行うのがポイントです。

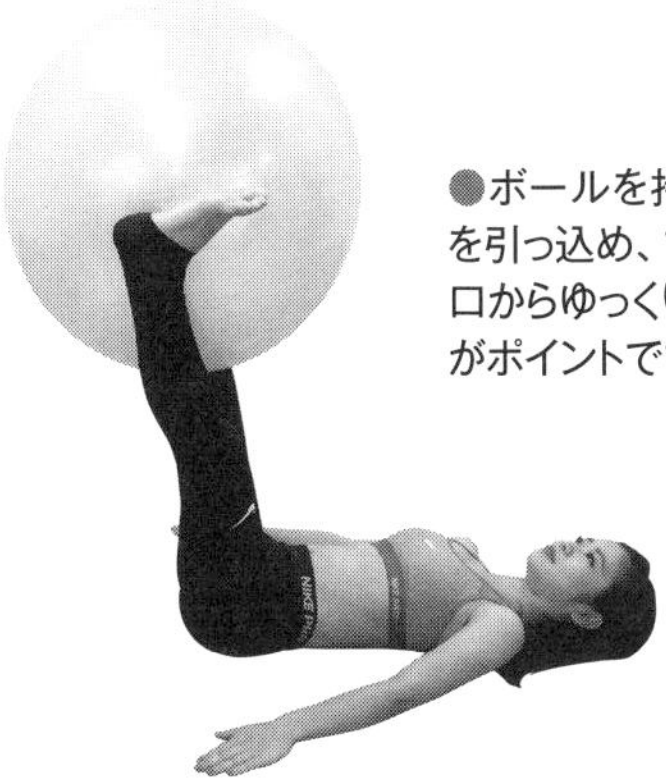

●この上下運動を10回くり返します。

❺体幹（コア）を鍛えるトレーニング3（バランスボールを使用）

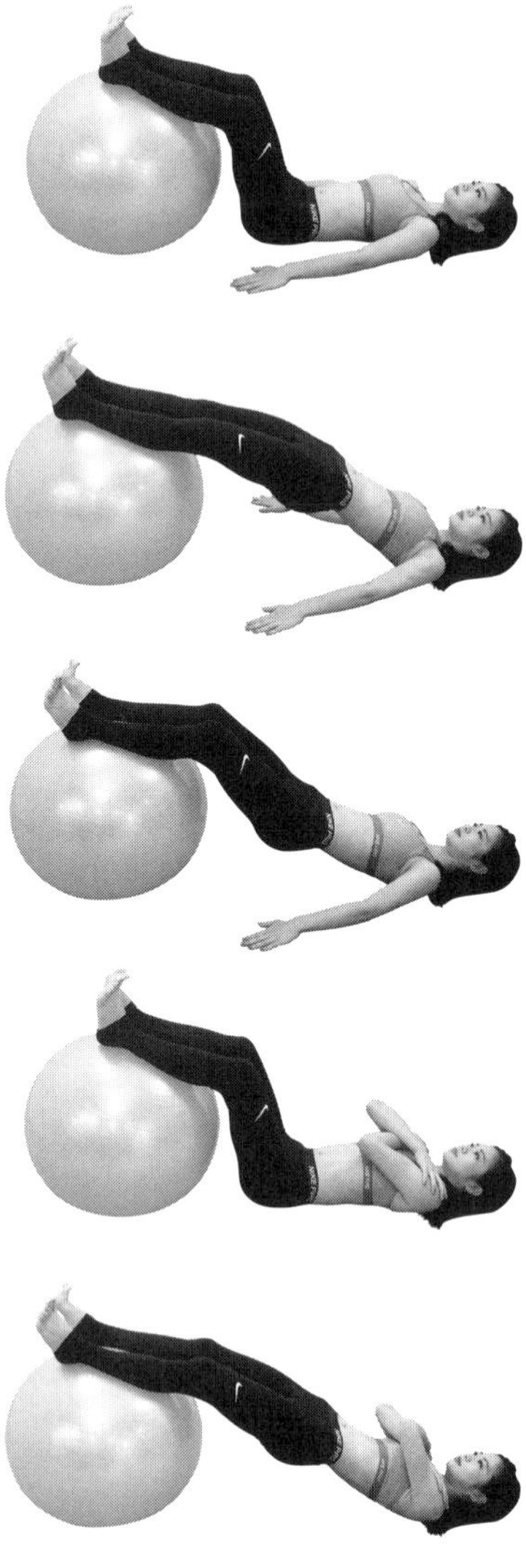

●仰向けになって両手を床に着き、両足（膝から下）をボールの上に乗せた状態で、腰を宙に浮かせます。

●次に、腰が床につかない程度にまで下ろし、また腰を持ち上げて宙に浮かせ、この腰の上下運動をくり返します。

●腰を上げる時、背中から足先までが一直線になるようにキープしてから、腰を下ろしていきます。この時、ボールが左右に揺れやすいので、足が落ちないように注意します。

●そして、腰が床につかないように注意しながら、この上下運動を10回くり返します。

●できる人は、両手で体幹を支えずに、両手を胸の前で交差させた状態で行ってください。

❻体幹（コア）を鍛えるトレーニング4（バランスボールを使用）

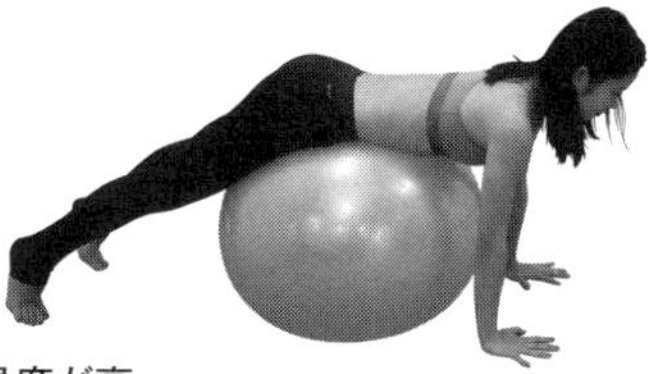

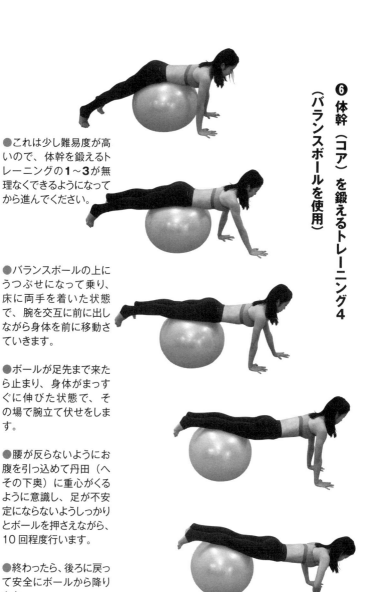

●これは少し難易度が高いので、体幹を鍛えるトレーニングの**1**～**3**が無理なくできるようになってから進んでください。

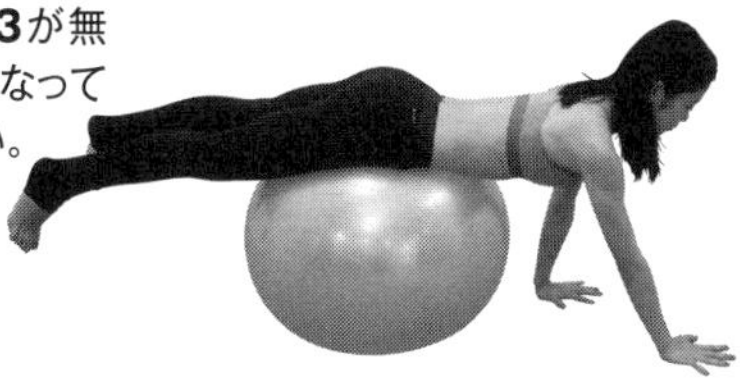

●バランスボールの上にうつぶせになって乗り、床に両手を着いた状態で、腕を交互に前に出しながら身体を前に移動させていきます。

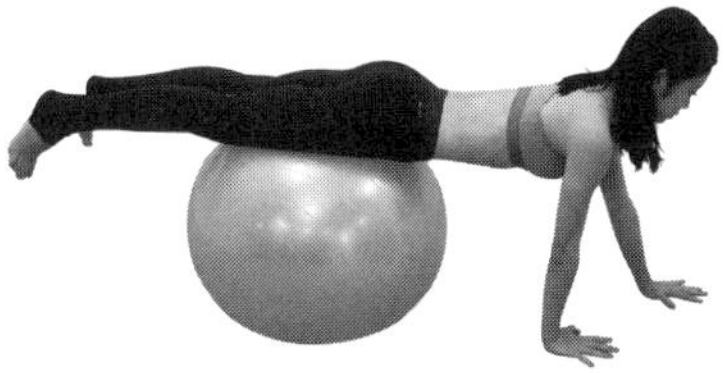

●ボールが足先まで来たら止まり、身体がまっすぐに伸びた状態で、その場で腕立て伏せをします。

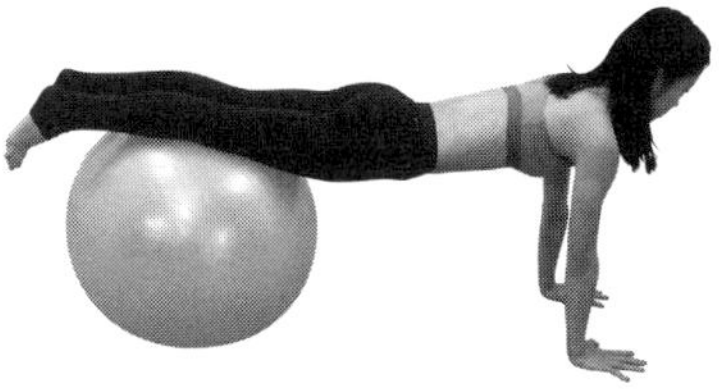

●腰が反らないようにお腹を引っ込めて丹田（へその下奥）に重心がくるように意識し、足が不安定にならないようしっかりとボールを押さえながら、10回程度行います。

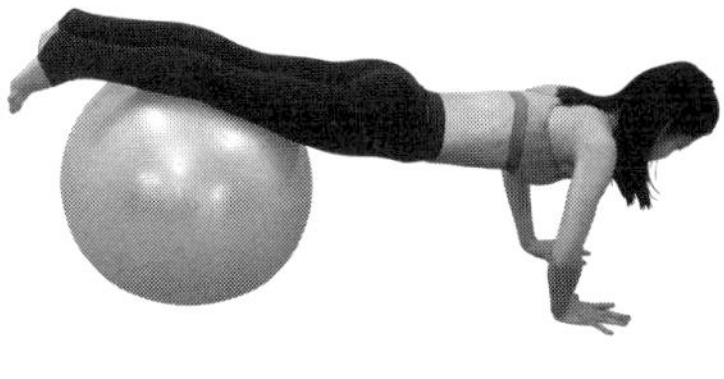

●終わったら、後ろに戻って安全にボールから降ります。

❼椎間板の運動療法1

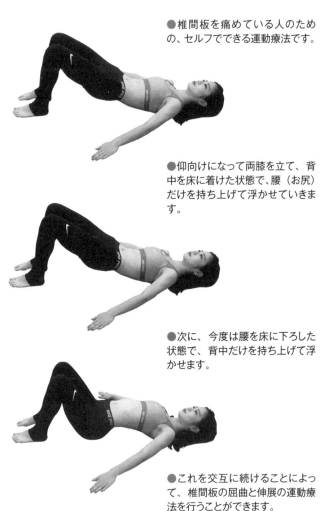

●椎間板を痛めている人のための、セルフでできる運動療法です。

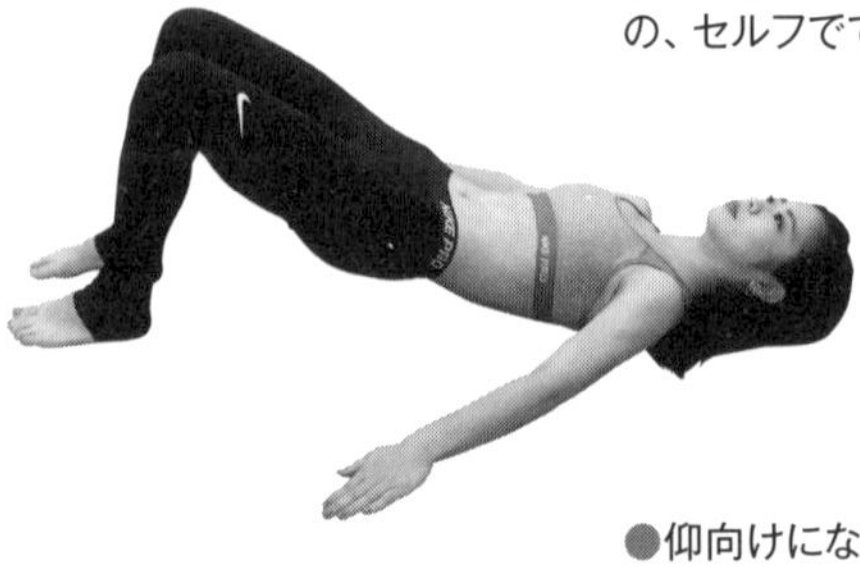

●仰向けになって両膝を立て、背中を床に着けた状態で、腰（お尻）だけを持ち上げて浮かせていきます。

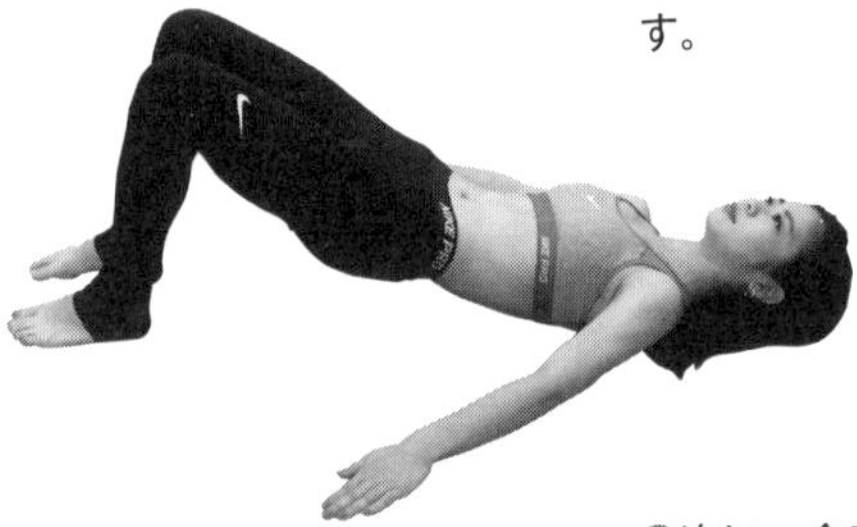

●次に、今度は腰を床に下ろした状態で、背中だけを持ち上げて浮かせます。

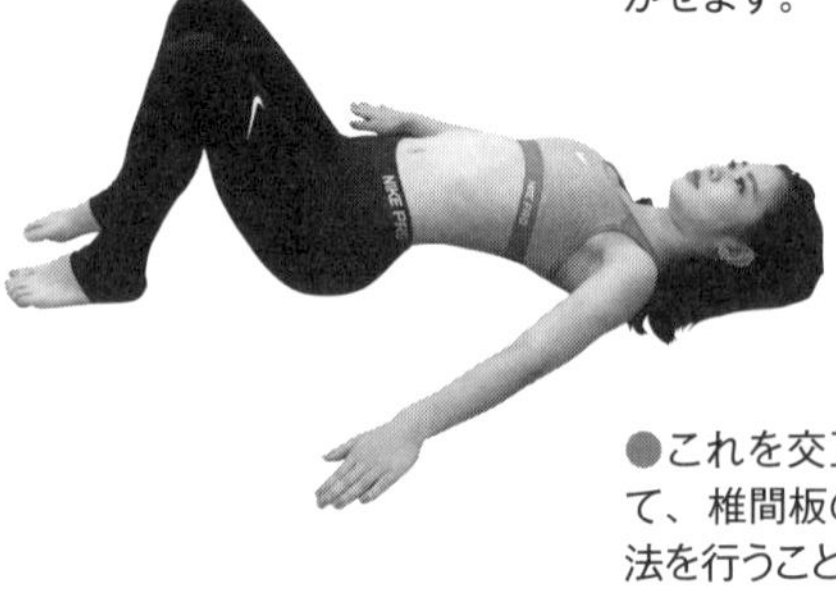

●これを交互に続けることによって、椎間板の屈曲と伸展の運動療法を行うことができます。

❽ 椎間板の運動療法2

●❼ができるようになってから次に進みます。

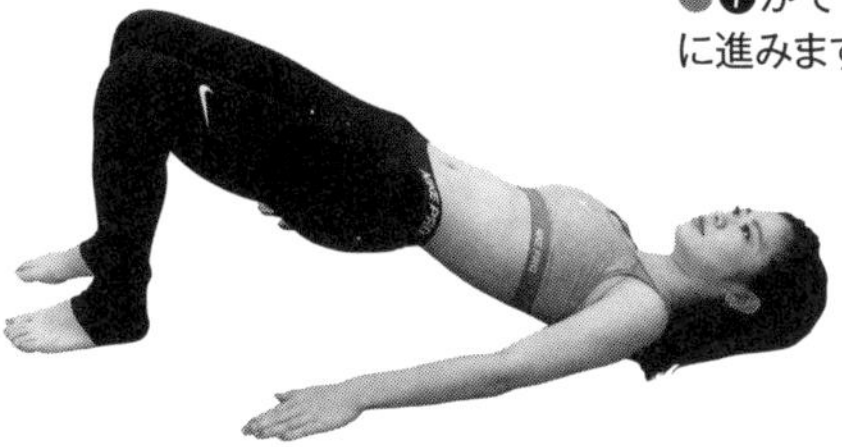

●同じように背中を床に着けた状態で、腰を完全に浮かせます。

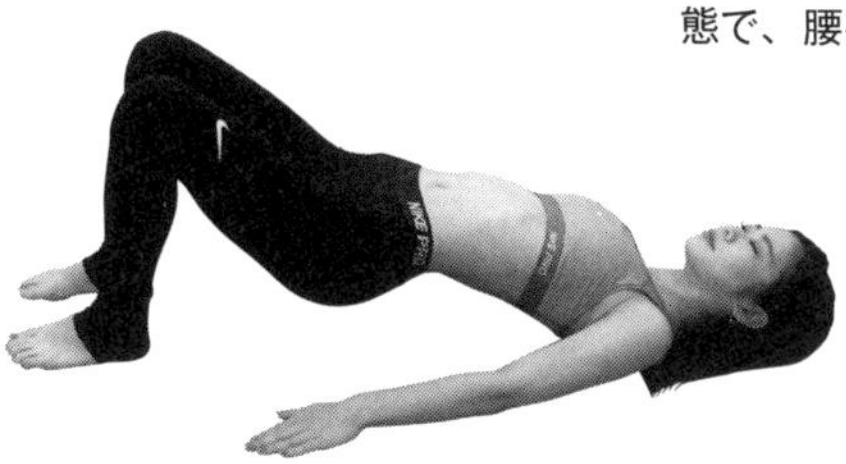

●この状態をキープしたままで、お腹を引っ込め、腰を反らせる、お腹を引っ込め、腰を反らせるを10回程度、繰り返していきます。

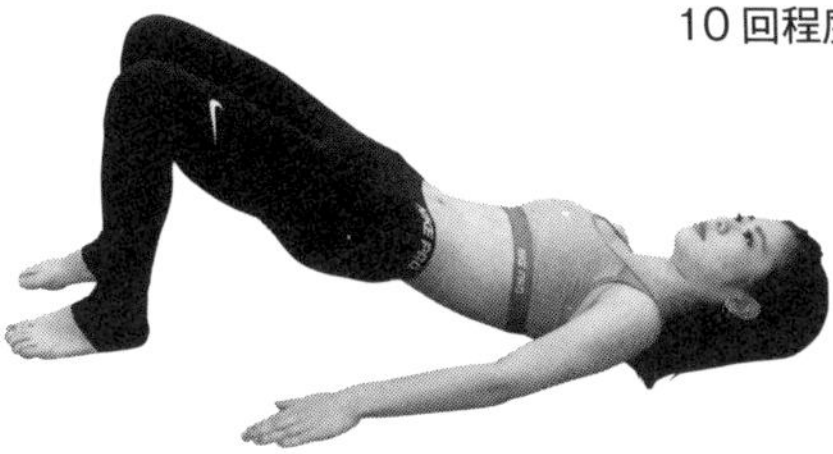

●これも椎間板の屈曲と伸展の運動療法で、椎間板の可動域がより広がります。

❾椎間板の運動療法3

●四つん這いになった状態で、腰を反らせる、お腹を引っ込める、腰を反らせる、お腹を引っ込めるを繰り返していきます。

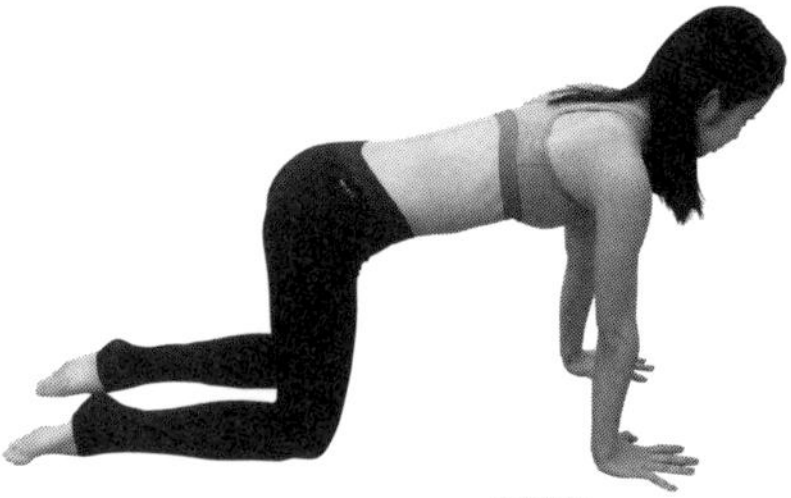

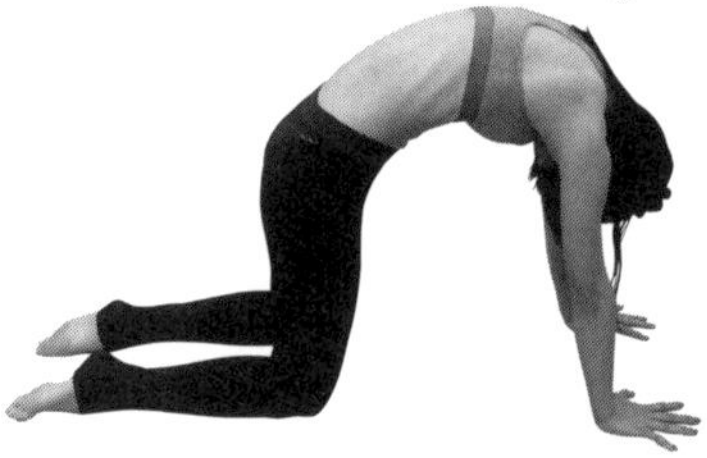

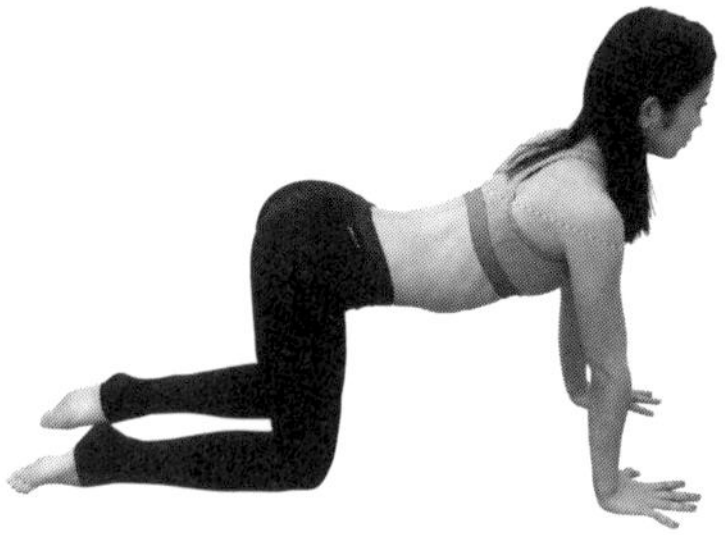

●次に、お腹の丹田を意識しながらそこを中心軸として、お尻だけを左右に振るように動かします。

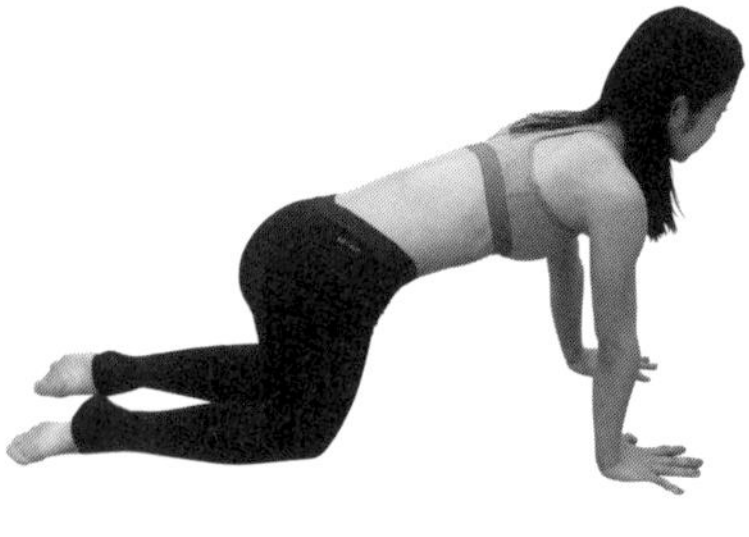

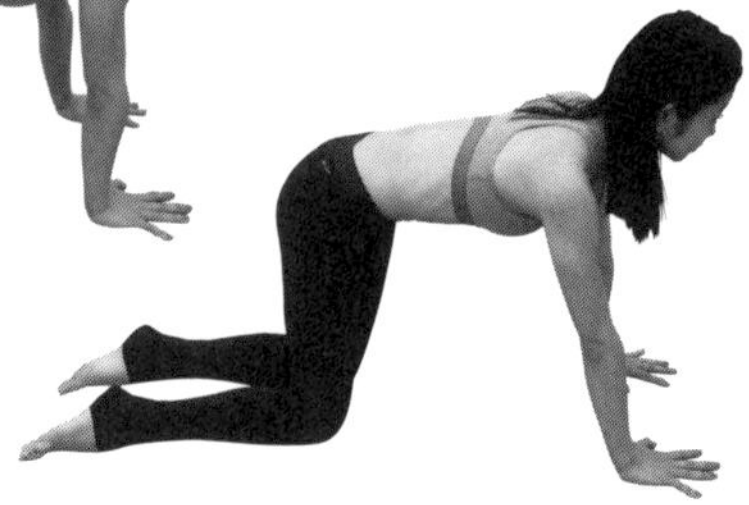

●その後で、同じく四つん這いの状態をキープしたままで、腰を左右に回転（回旋）させます。

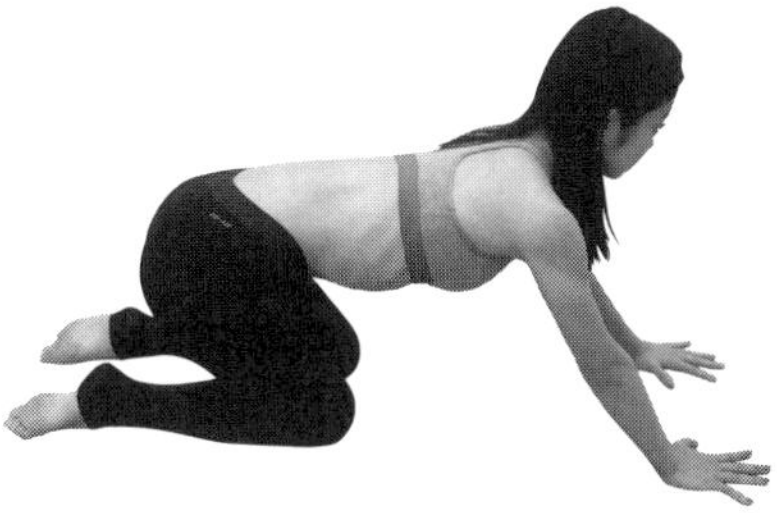

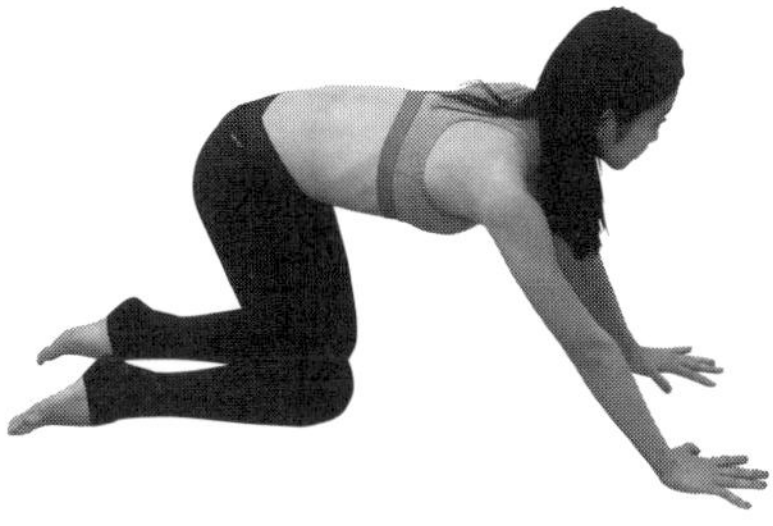

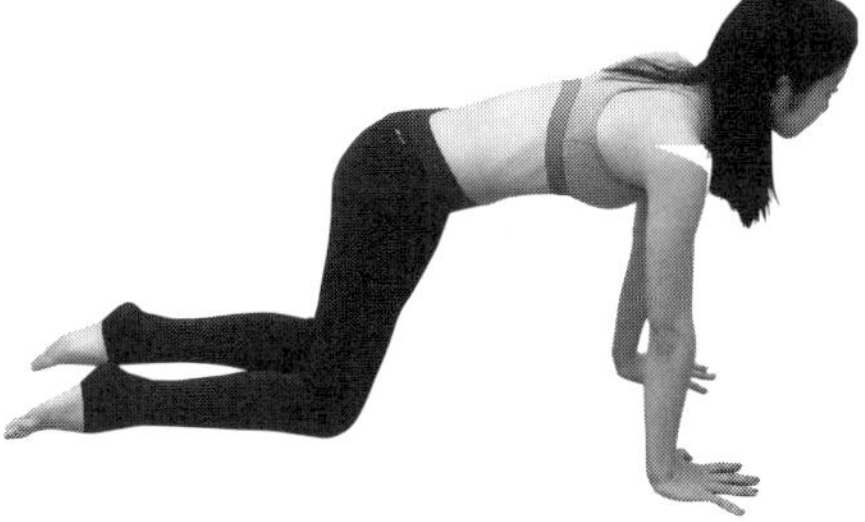

●回数は、各 10 回程度（1セット）で、セット回数が多ければ多いほど椎間板への運動効果がアップします。

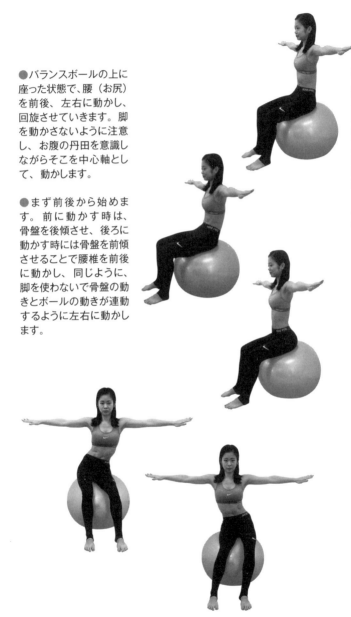

⑩椎間板の運動療法4（バランスボールを使用）

●バランスボールの上に座った状態で、腰（お尻）を前後、左右に動かし、回旋させていきます。脚を動かさないように注意し、お腹の丹田を意識しながらそこを中心軸として、動かします。

●まず前後から始めます。前に動かす時は、骨盤を後傾させ、後ろに動かす時には骨盤を前傾させることで腰椎を前後に動かし、同じように、脚を使わないで骨盤の動きとボールの動きが連動するように左右に動かします。

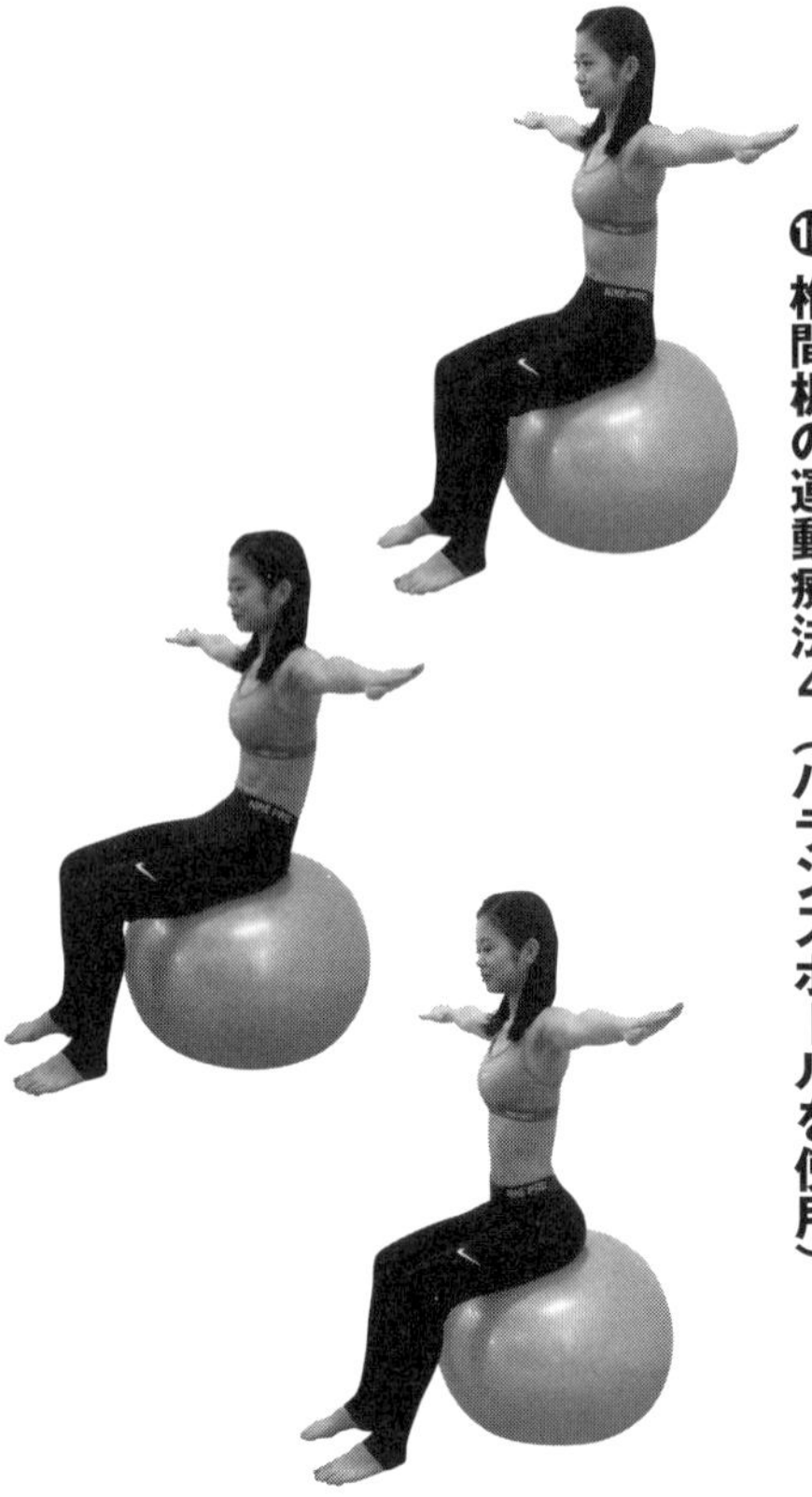

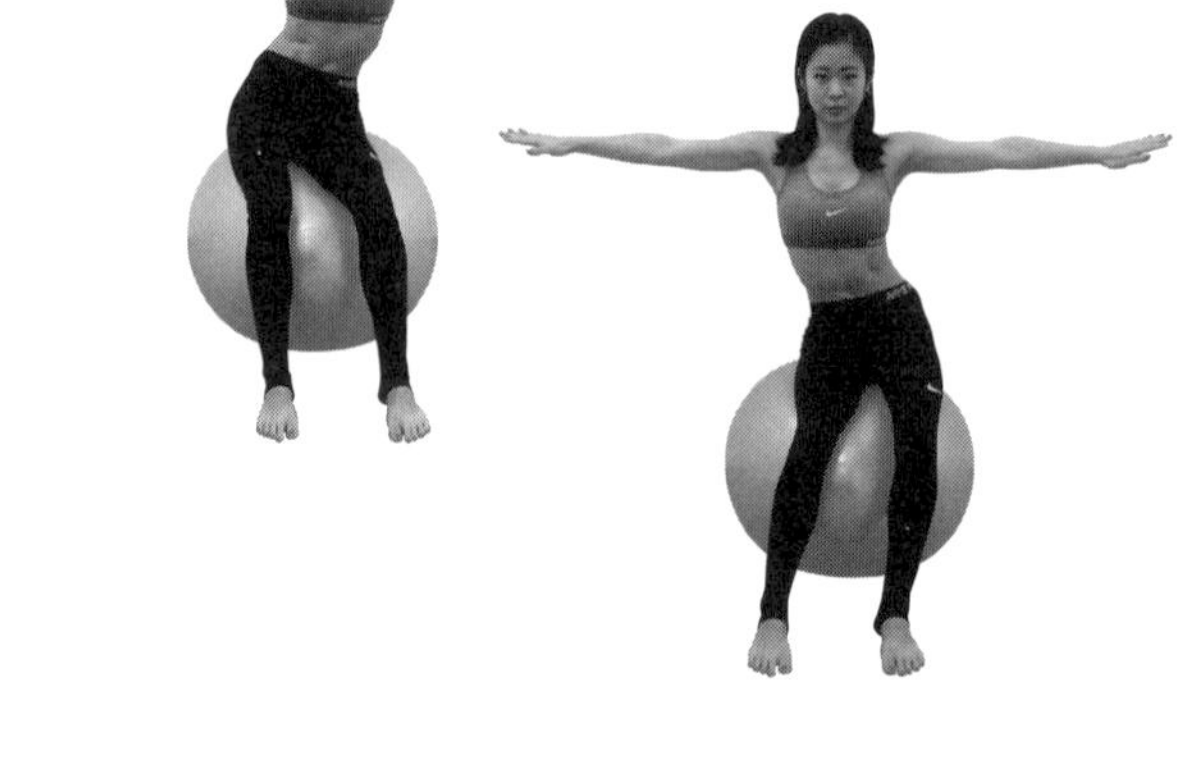

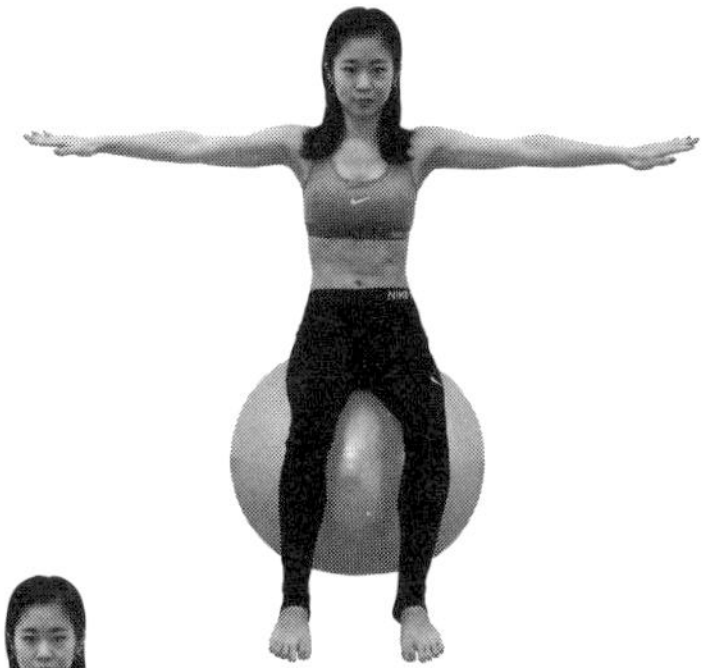

●最後は、前後左右の運動を複合させて腰を回旋させます。

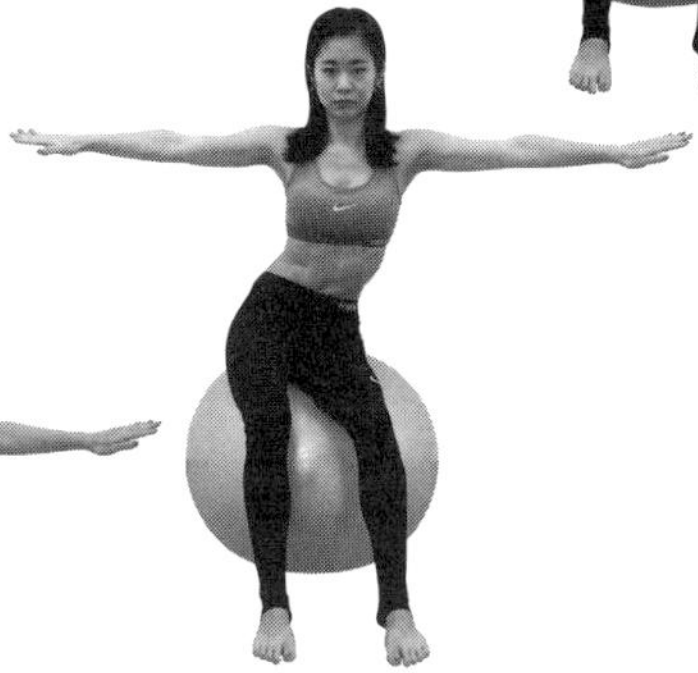

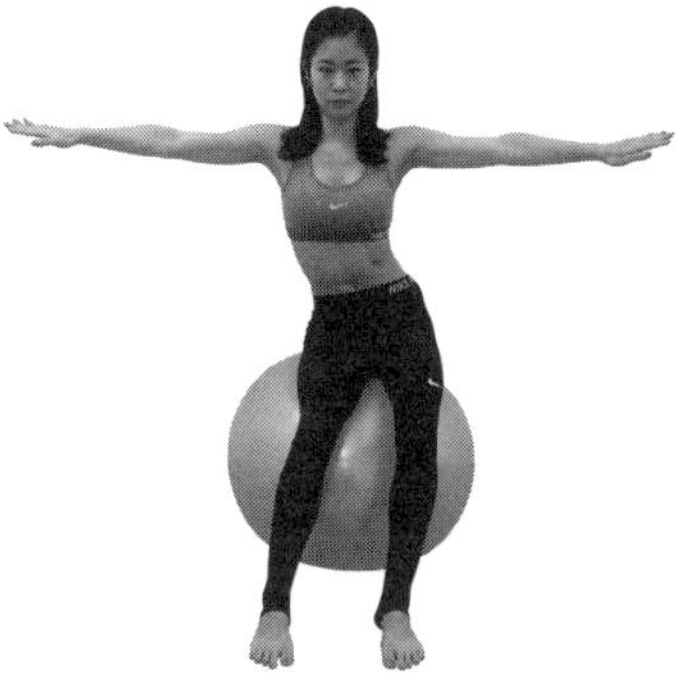

●各 10 回程度で、回数が多ければ多いほど椎間板への運動効果がアップします。

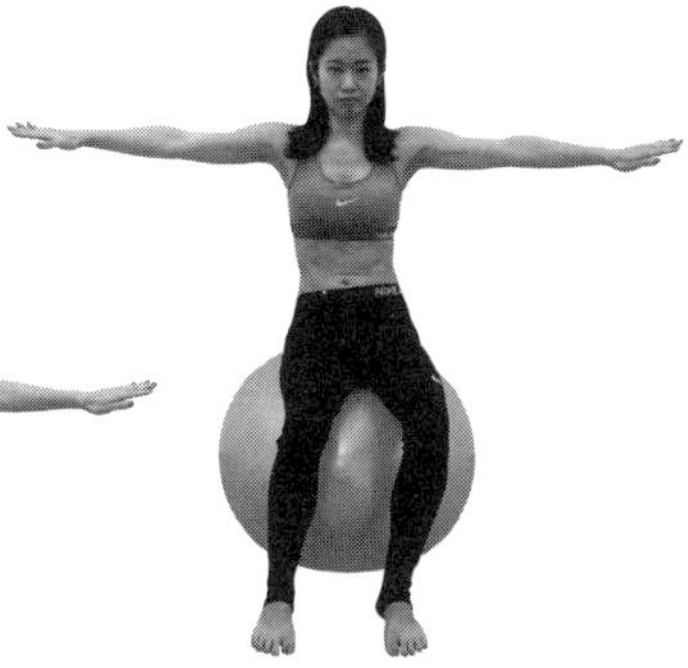

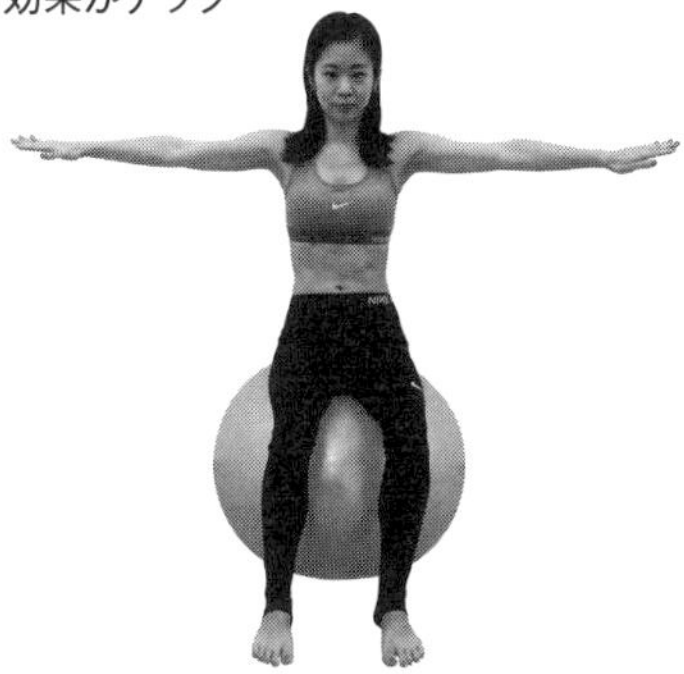

⓫ 腹筋1（バランスボールを使用）

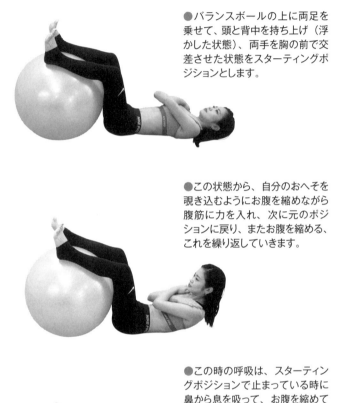

●バランスボールの上に両足を乗せて、頭と背中を持ち上げ（浮かした状態）、両手を胸の前で交差させた状態をスターティングポジションとします。

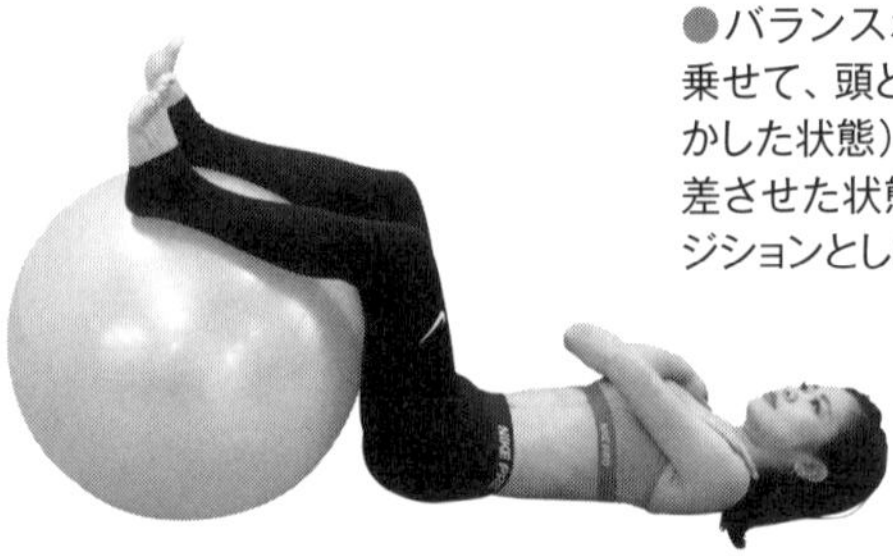

●この状態から、自分のおへそを覗き込むようにお腹を縮めながら腹筋に力を入れ、次に元のポジションに戻り、またお腹を縮める、これを繰り返していきます。

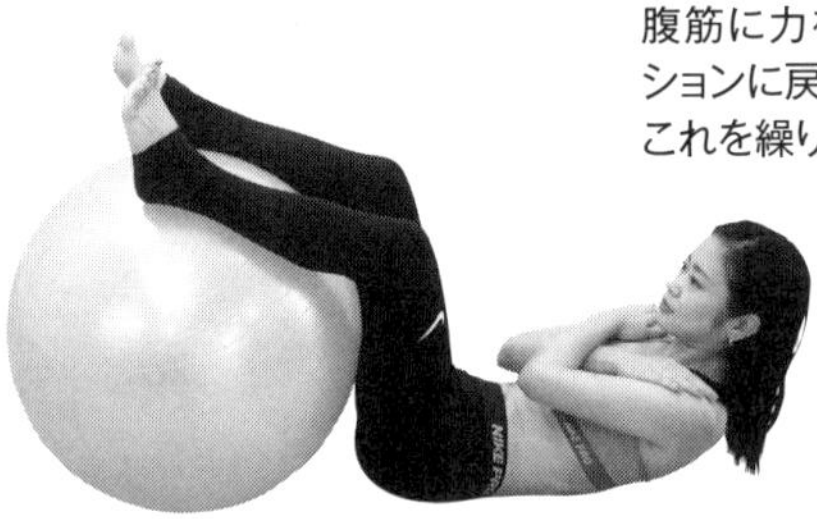

●この時の呼吸は、スターティングポジションで止まっている時に鼻から息を吸って、お腹を縮めていく時に口から「フゥーッ」と息を吐いていきます。
これを10回程度、繰り返します。

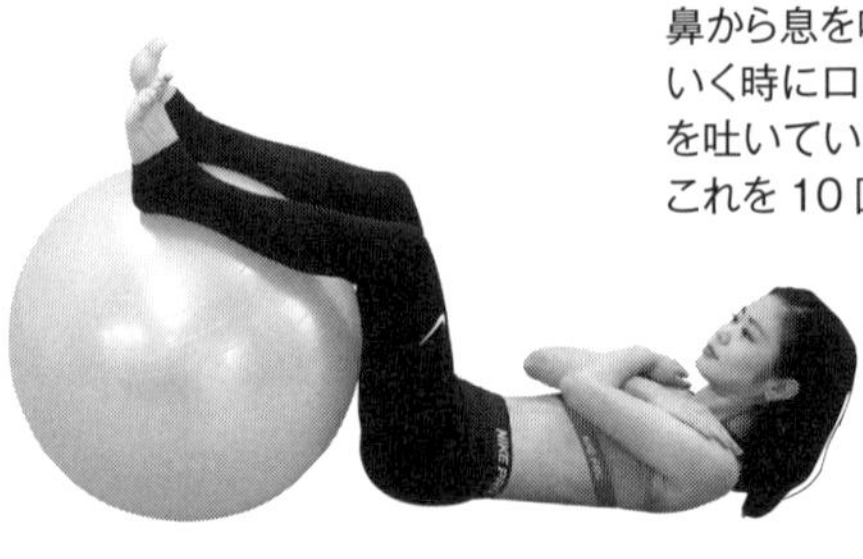

⓬ 腹筋2（バランスボールを使用）

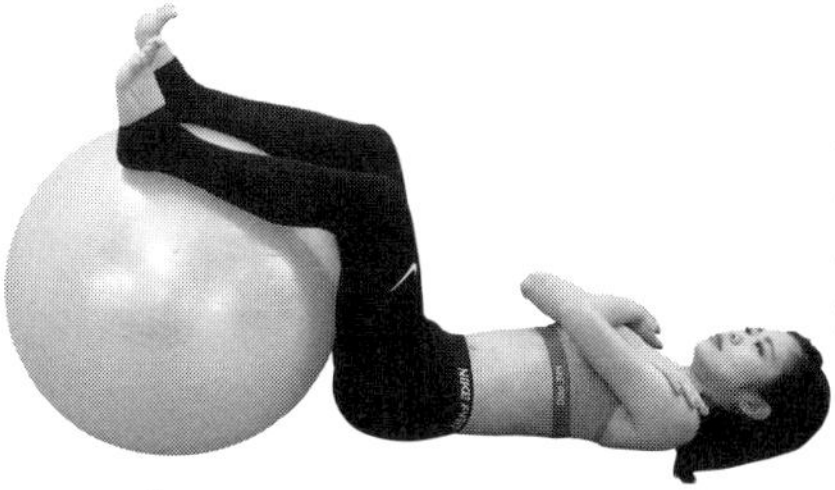

●⓫と同じ状態で、スターティングポジションを取り、両足を交互に動かしていきます。

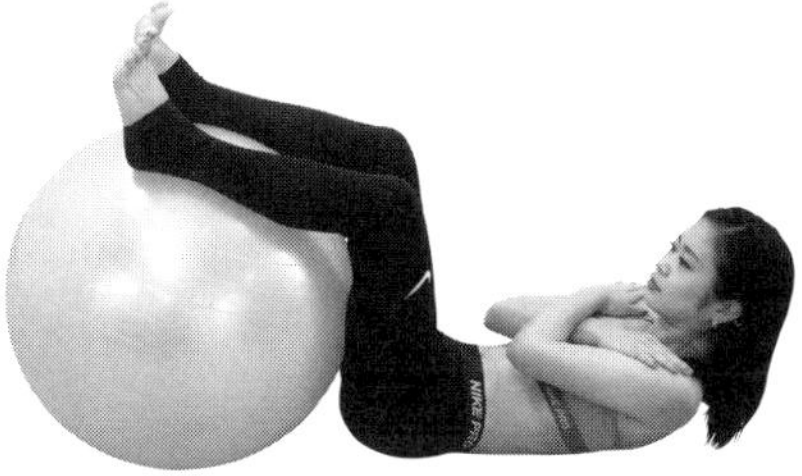

●止まっている状態で鼻から息を吸って、口からゆっくり吐きながら右膝を胸の方に引き寄せていき、止めてから息を吸い、息を吐きながら膝を元に戻します。

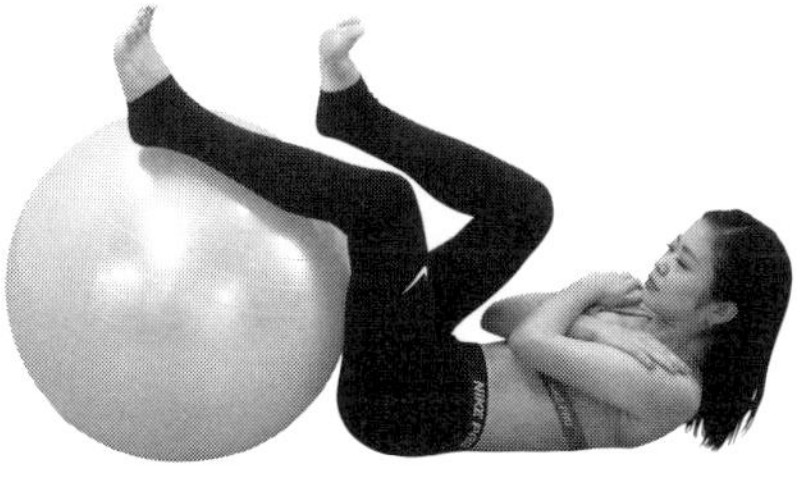

●同じように、まず鼻から息を吸って、口からゆっくり吐きながら左膝を胸の方に引き寄せていき、止めて息を吸い、息を吐きながら膝を元に戻します。

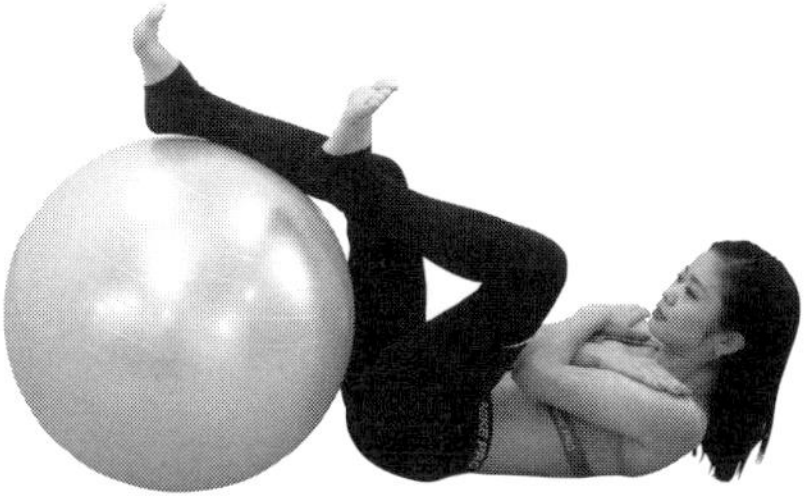

●この左右の運動を1セットとして10セット程度、繰り返します。

＊補足　⓫⓬共、バランスボールを使わなくてもできるようであれば、その方がより効果的なトレーニングになります。

第5章

「浮かせて治す」腰痛治療で成果を上げている全国の治療家

―ＦＭＴ腰痛治療法の症例解説―

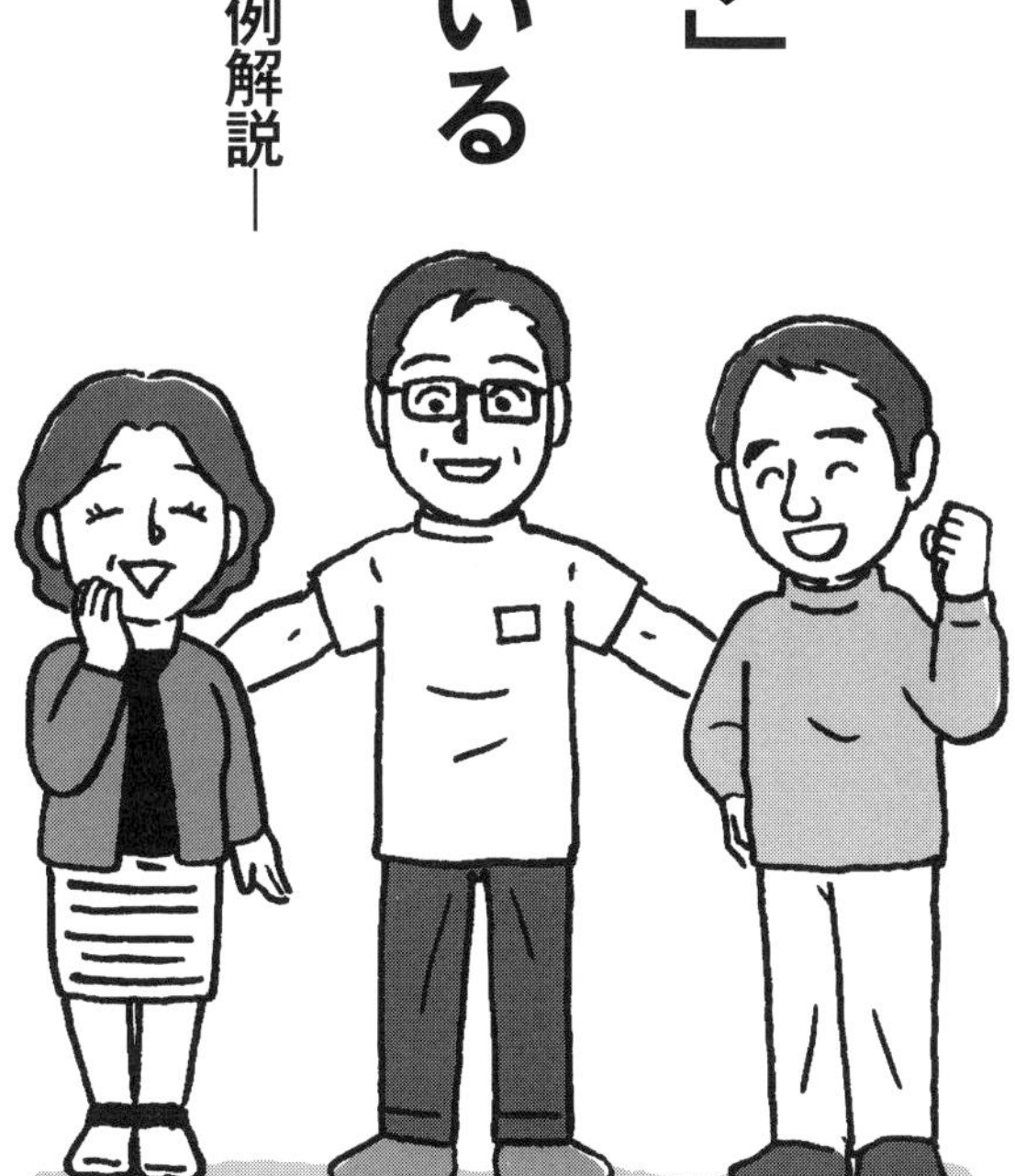

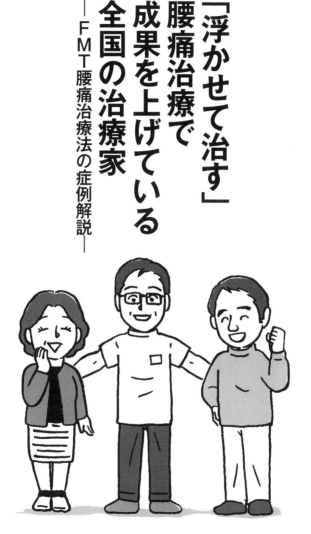

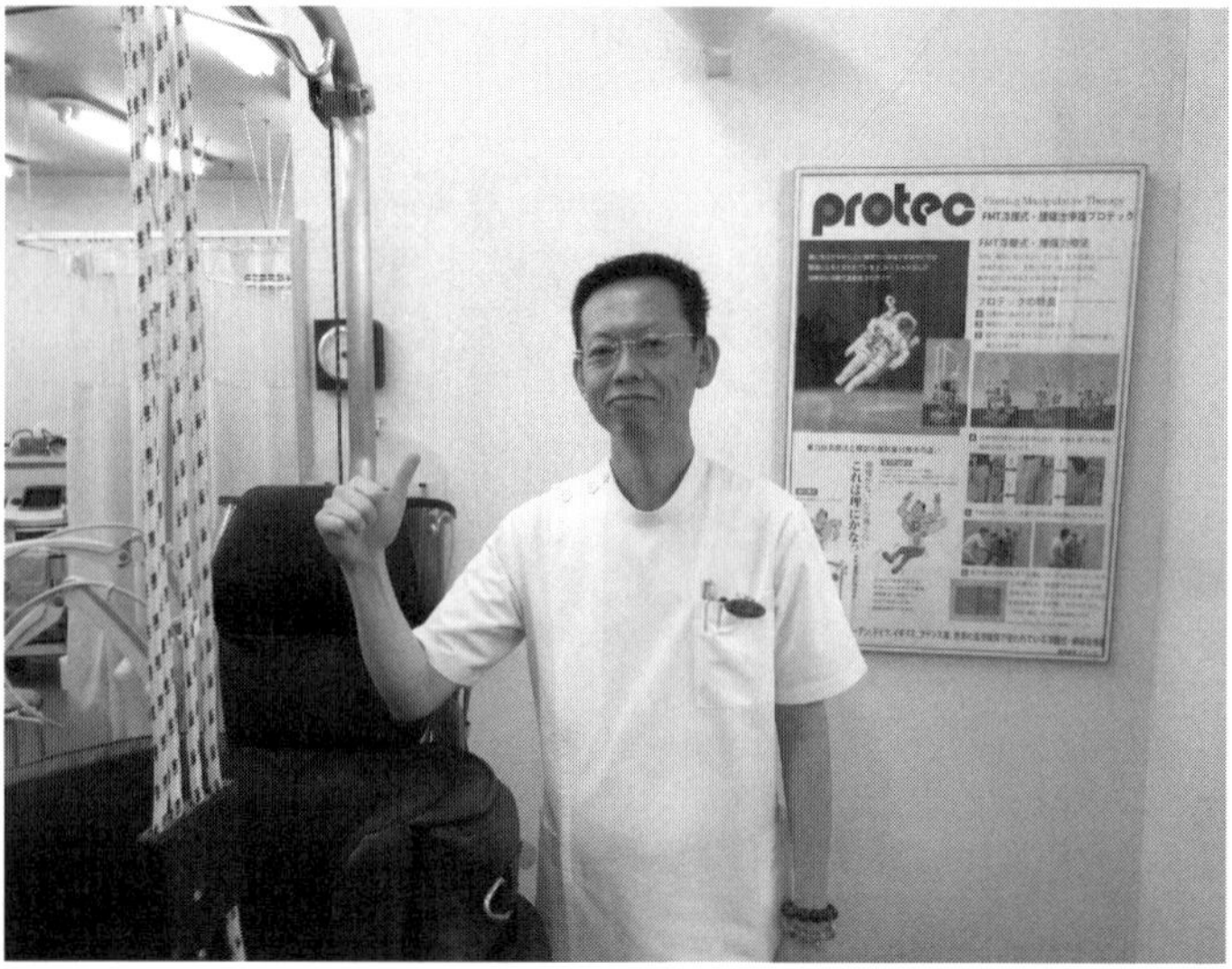

FMT療法は、腰痛はもちろん頸椎椎間板ヘルニアやむちうち症にも効果を発揮

鴨下 正

かもした ただし
三豊接骨院院長
あん摩マッサージ指圧師
柔道整復師　鍼灸師

1966年東京都足立区生まれ。1988年、東京医療専門学校（呉竹学園）の鍼灸あん摩マッサージ指圧科に入学するとともに、経絡治療で有名な井上流の鍼灸院に弟子入りし実地で修行を積む。長年苦しんできた自身のむちうち症が、同院の独特の鍼治療で完治した。その後、東京医療専門学校の柔道整復学科に進学、卒業し東洋医学に関するすべての資格を取得。経験を積むために複数の医院、鍼灸接骨院、整形外科、企業の会長専属の治療師などで実績を積み、様々な治療法を習得する。満を持して1998年に三豊接骨院、三豊はり灸院を開業し、地元を中心に遠方からも多くの患者さんに信頼され現在に至る。

●三豊《さんぽう》接骨院

〒123-0843 東京都足立区西新井栄町2-5-12
☎03-3880-6886　http://sanpou888.s358.com

患者様と同じ目線に立ち、共に治療を行うことを決意

私は高校三年生の時に車で追突事故に遭い、重度のむちうち症にかかり1か月以上の入院生活を経験しました。その時の痛さやつらさを身をもって体験したことで、自分もそのような苦しみを持つ方々を救いたいと思い、現在の仕事を志しました。幸い、私のむちうち症は師匠でもある高名な鍼灸師の先生に出会い、治療を受けることで治していただくことができました。その時の喜びや体験は今に活かされていると思っています。痛い思いをされている患者様のお気持ちがよくわかるからこそ、患者様と同じ目線で共に治療をしていく姿勢を忘れずに日々診療を続けています。

私の方針として、患者様に対して、まずその痛みの原因がわかるまでしっかりと問診を行い、患者様の体の悪化状態を理解した上で、ご本人へ人体模型などを使ってわかりやすくご説明し、これからどのような治療をどのくらい続ければ改善が見込めるかを伝えるようにしています。当院では、患者様お一人おひとりに合わせた治療方針を立て、ご本人にとって最適な治療を行っていきます。

その治療内容の中で、特に私が自信を持って行っているのが「プロテック」を使用した

FMT腰痛治療法なのです。私は1998年の開業以来、バックトラックという腰痛治療器を使用し、腰部の除圧治療に早くから取り組んできました。初めてFMT療法を知った時には、〝我が意を得たり〟と思いました。早々に導入を決めたのも、「プロテック」により腰部の除圧と運動療法が同時に行えると思ったからです。

私の長年の治療経験から、筋筋膜性腰痛には鍼治療、仙腸関節の疼痛には骨盤調整という組み合わせが最適であると考えておりました。ところが当時の私には腰椎椎間板ヘルニアの治療に効果が高いと思われる治療法が見当たりませんでした。しかしFMT療法に出会ってからは腰椎椎間板ヘルニアについても患者様が満足される治療効果が望めるようになったのです。

「プロテック」の導入以来、わずか数分の治療でビフォーアフターがまったく違うことに驚かされます。患者様からは、「10年以上も続いていた腰痛から解放された」「どこへ行っても治らなかった腰痛が消えた」「腰痛を治すことを諦めていたが、それは間違っていた」といったお声を聞くにつけ、私自身感動と喜びを感じないわけにはいきません。

5週間のFMT療法で重度の歩行時痛が消える

■症例／50歳 男性 デザイナー

整形外科でMRI検査にて腰椎椎間板ヘルニアと確定診断された患者様です。この患者様は整形外科で、すでに痛み止めの薬も処方されていました。来院された時は、右下腿部に激痛があり、歩行には杖が必要でした。立っているのもつらく、しかし会社には行かなければならないため、自家用車で通勤しているという状況でした。

早速、「プロテック」によるFMT療法を週2回、5週間続けました。そうしたところ、右下腿部の激痛が軽減され、杖を使わなくても歩けるまでに回復しました。さらに立位の維持が30分以上できるまでに改善したのです。

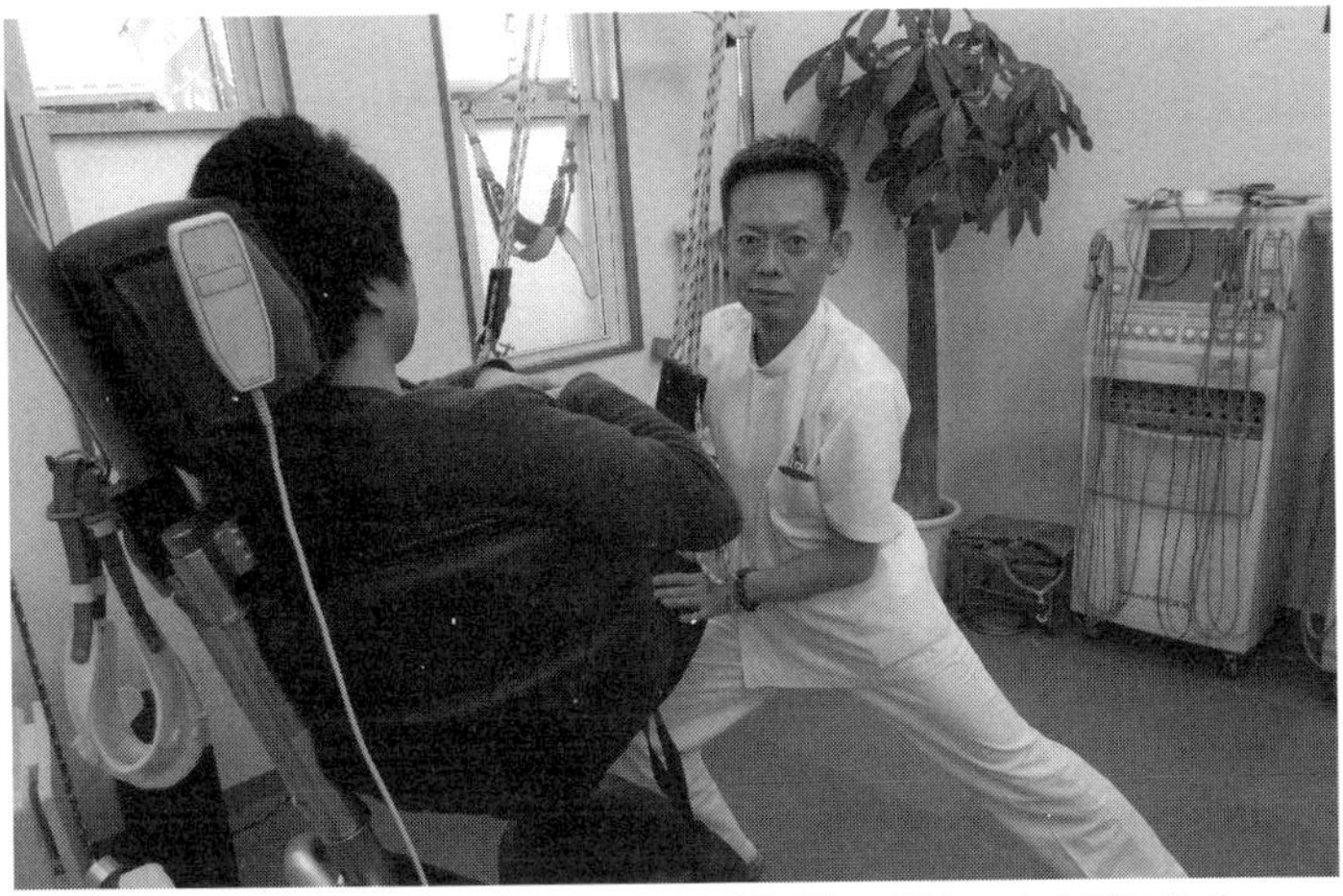

「しっかりとした問診を行わなければ“治療”ではない」と鴨下先生

しかし、この患者様は予想以上に痛みが解消されて安心してしまったのか、病院から処方された薬を自己判断で勝手に止めたところ、別な病気（中断症候群薬剤性精神障害）を発症させてしまい、入院して治療を受けることになってしまいました。幸い短期間の入院で回復し、その後のＦＭＴ療法の継続の結果、腰椎椎間板ヘルニアの症状にはさらなる軽減が見られ、1時間以上の立位も可能となり、電車通勤ができるまでに回復させることができました。

同じような腰椎椎間板ヘルニアと診断された患者様の例では、痛み止めの服用とブロック注射を何度受けても痛みが軽減しない患者様が、ＦＭＴ療法により症状が劇的に改善し、痛み止めの服用とブロック注射の治療が必要なくなったという症例もあります。

あるいは、数か月間ＦＭＴ療法を実施したことにより、足の痛みが軽減され、歩くことへの自信がついて今では低山ハイキングを楽しめるまでになられたなど、改善例は枚挙に暇がありません。

ＦＭＴ療法は、腰椎だけでなく頸椎にもその効果を認める

私のこれまでの長い経験からいうと、「プロテック」によるＦＭＴ療法は、腰部痛だけ

でなく頸部痛にも大変効果を発揮するものだと考えています。頸椎椎間板ヘルニアや、重度のむちうち症の患者様にもぜひ無重力の治療を体験していただきたいと思っています。

私は、むちうち症など、交通事故で受傷された患者様のさまざまな臨床を重ね、事故診療を専門に行ってきた経緯があります。単にむちうち症といっても交通事故の強い衝撃によって、全身の関節の動きが悪くなり、時に炎症が強くなり腫脹を伴うなど症状が悪化する場合が少なくありません。当院では全身の関節の調整を得意としていますので、まず、事故の状況やケガの症状、その後の経過などを詳しく確認させていただいた上で、お一人おひとりの症状に合わせて全身の骨格調整も実施しております。局所的な治療しか受けられなかったために後遺症に悩まされるという症例もよく経験しますので、早期に全身的な診療を開始することが最も重要になります。

「たいしたことはないけれどちょっと心配」「むちうちかもしれない」「腰痛が出てきた」「膝が痛い」といった不調を感じられる方から、骨折後や強い症状の方まで、その痛みの改善に最適な治療を提案させていただきます。多くの治療法をマスターしてきた私が患者様の症状を確認し、それぞれの患者様に適切な治療計画を提案させていただきますので安心してぜひご相談ください。

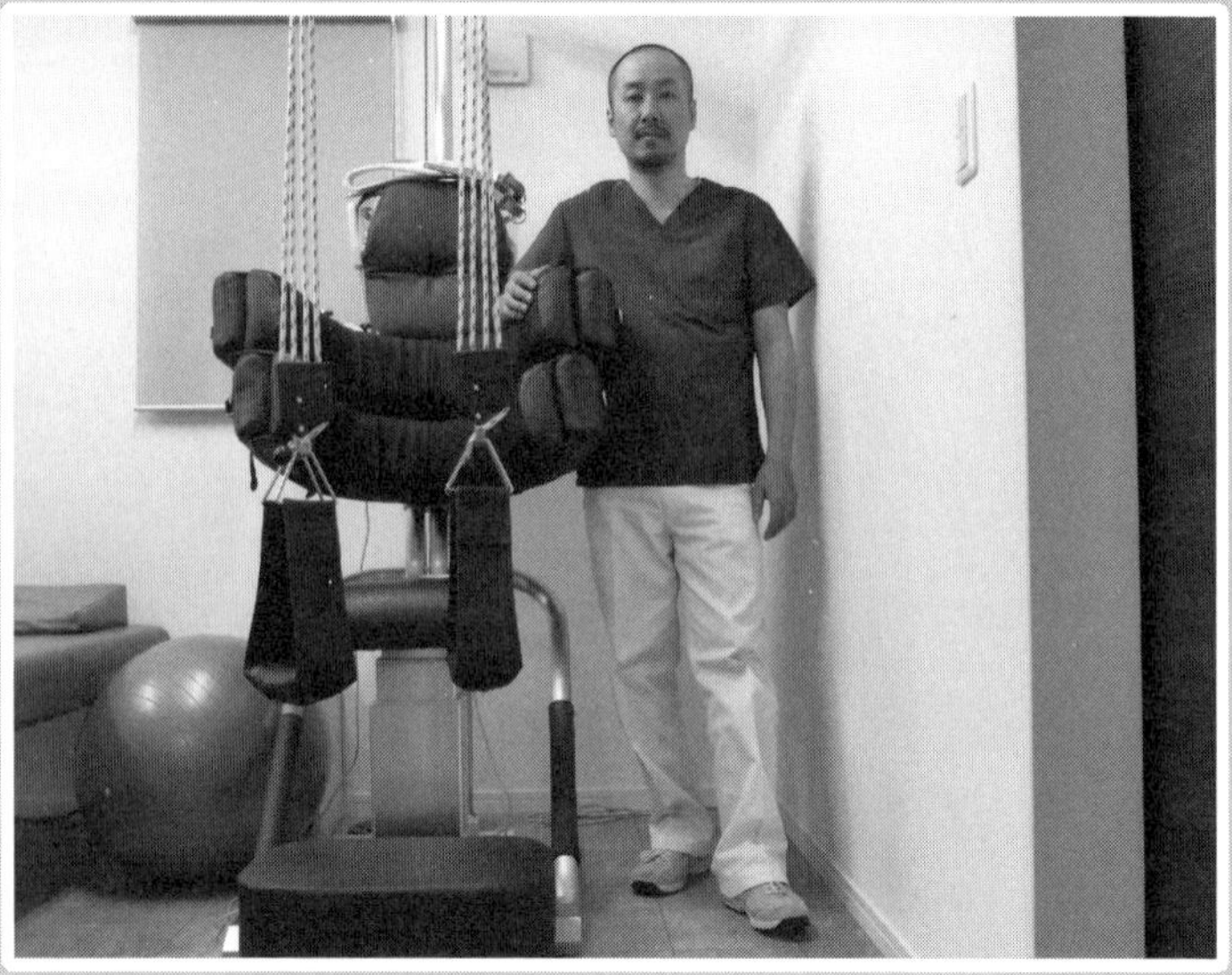

腰痛が改善せず、他院を転々とした患者様にも喜ばれたFMT療法

木野内亮一
きのうちりょういち
木野内接骨院院長
柔道整復師

1975年茨城県生まれ。赤門柔整専門学校卒業後、千葉県内の接骨院に勤務。その後、茨城に戻り、昭和39年に開業した木野内接骨院を2代目として引き継ぎ、現在に至る。身体の不調の根本は足・腰にあると考え、FMT腰痛治療・DYMOCOインソール治療に力を入れる。日本FMT腰痛治療協会会員、NPO法人オーソティックスソサエティー会員。

●木野内接骨院
〒311-0105　茨城県那珂市菅谷4457-17
☎029-298-0530　http://www.kinouchisekkotsu-inn.com

FMT腰痛治療法の医学的根拠に納得して導入を決める

当院のモットーは、①身体のバランスを全体的に診て、整えること、②患者様が納得する説明、治癒までの所要期間の説明をきちんとすること、③解らないものは解らないと言うこと、です。60歳代～70歳代の高齢の男女が中心で、症状としては膝腰の痛み、なかでも特に多いのは脊柱管狭窄症の患者様です。スポーツ障害の小・中学生も来院します。

また、当院では「歩くこと」に直結した痛みに特化した施術を行っています。例えば、先般も地元の小学校で「足の健康：知らないと怖い『靴』の話」について課外授業をしてきました。大きさの合わない靴を履いて生活していると健康にも悪い影響がありますよ、という話ですが、参加した保護者からは、もっと多くの人に知らせたいという声が聞こえました。それくらい靴が足に合う、合わないで、様々な体の調子に影響が及ぶことに気づかない人が多いようです。

我々接骨院が関わる患者様のお悩みの多くが、この足もとのバランスの崩れが原因と言っても過言ではありません。こう言うと驚かれる患者様もいます。例えば、変形性膝関節症・変形性股関節症・腸脛靭帯炎《ちょうけいじんたいえん》（ランナーズニー）・鵞足炎・膝蓋靭帯炎《しつがいじんたいえん》（ジャンパーズニー)・オスグット・シュラッター病・シンスプリント・変形性足関節症・有痛性外脛骨《けいこつ》・足底腱膜炎・アキレス腱炎・疲労骨折・種子骨障害・モートン病・外反母趾・内反小趾・巻き爪……、これらの障害は、適正なサイズの靴を正しく履いていないことに起因する場合が多いのです。逆に言えば、適正な靴を正しく履いていれば障害は起こりにくい。私はこれを「足もとのバランスの崩れが引き起こす障害」と言っています。

また、足元のバランスの崩れは徐々に遠位に波及し、腰痛・肩こり・首の痛み・顎関節症などを引き起こすこともあります。

この足もとのバランスの崩れを矯正する

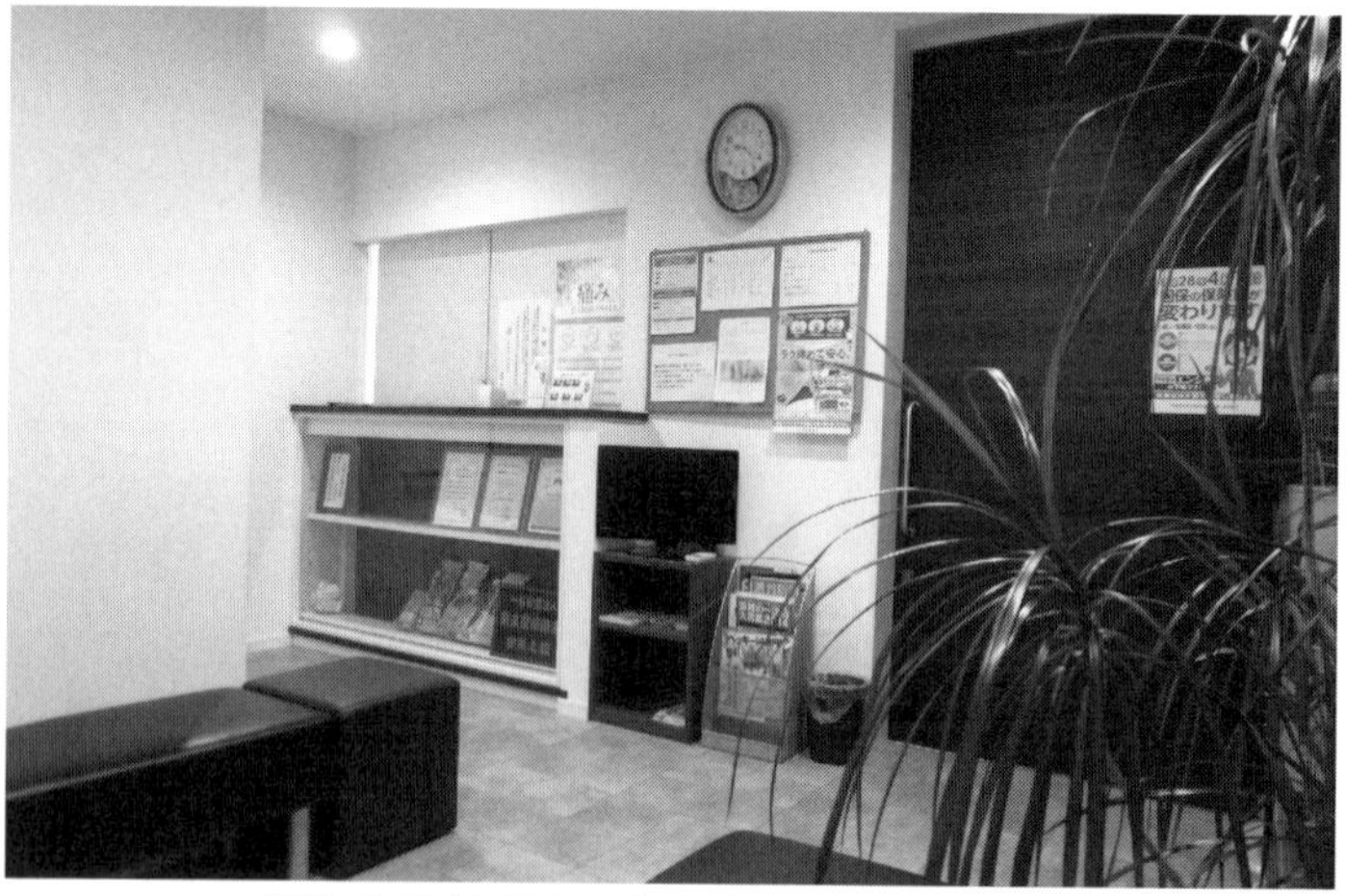

「『歩くこと』に関わる痛みを解消!」木野内接骨院

のが、DYMOCO（ディモコ）インソールと言って、靴とインソールを用いて歩行姿勢を意図的にコントロールしてスムーズでバランスの取れた状態にし、痛みの原因となる悪い動きを良い動きに変化させるためのツールです。当院では、このツールを用いた施術により多くの患者様の改善に効果を上げています。

さらに「歩くこと」に直結すると言えば、やはり腰痛です。腰痛に関する施術法は、ちまたに溢れかえるほどあります。しかし、医学的根拠のないものが多いようです。その中で、当院が「プロテック」を用いたFMT腰痛治療法の導入に至ったのは、まさに医学的根拠に私自身が納得したからです。それは椎間板の除圧による改善効果です。

椎間板性と思われる神経根症状にFMT療法は有効

■症例／40代 男性 デスクワーク

病院で腰椎椎間板ヘルニアと診断を受けた患者様です。大腿部から下腿部にかけてのしびれ、放散痛のある方が「プロテック」に乗った瞬間に、しびれと痛みが取れました。これが除圧による効果です。このように腰部に負担をかけている上半身の重さを取り除き、椎間板内圧を下げた状態で運動療法を行うことで血液の循環を良くし、疼痛物質の除去を促進しながら動きの中で痛みを軽減させていくわけです。ただし、「プロテック」を外した後はしびれ、痛み共に再発しました。しかし、その程度については来院前より改善しました。1週間4回の施術をして終了としました。

このように話すと驚くほどの治療効果ではないかもしれません。しかし、椎間板性と思われる神経根症状のある患者様の改善には、このFMT療法は非常に有効だと思います。「プロテック」を導入して3年が経ちました。患者様からはこれまでにないほどの感謝をいただいたというと大袈裟になりますが、症状が改善せず、他院を転々とした患者様に喜ばれたということはよくあります。

足、腰の悩みを持つ患者様の駆け込み寺的存在になる

当院では、特異的腰痛、非特異的腰痛の鑑別診断をし、画像診断が必要な場合は適切な医療機関への紹介も行っています。特異的腰痛とは腰痛全体の15%を占め、原因の明らかなものを言います。代表的症例としては、腰部脊柱管狭窄症、腰椎分離すべり症、腰椎圧迫骨折、腰椎椎間板ヘルニア、内科的疾患による腰痛など。非特異的腰痛とは、なぜ痛くなるのか解明されていない腰痛で、腰痛全体の85%を占めます。代表的症例としては、筋

筋膜性腰痛、姿勢性腰痛などです。こうした鑑別ができなければ、冒頭に申し上げた患者様が納得する説明、治癒までの所要期間を説明することができません。

腰痛は、「足もとのバランスの崩れが引き起す障害」と同じで、生活習慣病とも言えます。腰痛になった原因をハッキリさせ、その原因を取り除くことが治癒への近道です。3週間の施術で何も変化がなければ、その治療方法は効果がないのかもしれません。何が原因で腰痛になっているのか？　治るまでにどの位の期間がかかるのか？　そして、効果がなく症状が変わらない場合には、他の医療機関への紹介や、他の施術方法を行ってくれる先生を探してくださいと伝えます。これは大切なことです。

また、当院では巻き爪矯正も行っています。変形した爪の表面にプラスチックプレートを貼り、プレートの持つ反発力を利用して矯正していきます。爪に穴を開けたり、爪を切ったりしない方法のため、巻き爪矯正法の中でも患者様への負担が少ない矯正法です。ほとんどの巻き爪・陥入爪は、適正なサイズの靴を正しく履くことで痛みは消失、または軽減します。しかし、変形してしまった爪は矯正しなければ元の状態には戻らないのです。

これからも当院は、「歩くこと」に直結する足、腰の悩みを持つ患者様の駆け込み寺的な存在になれれば良いと思っています。

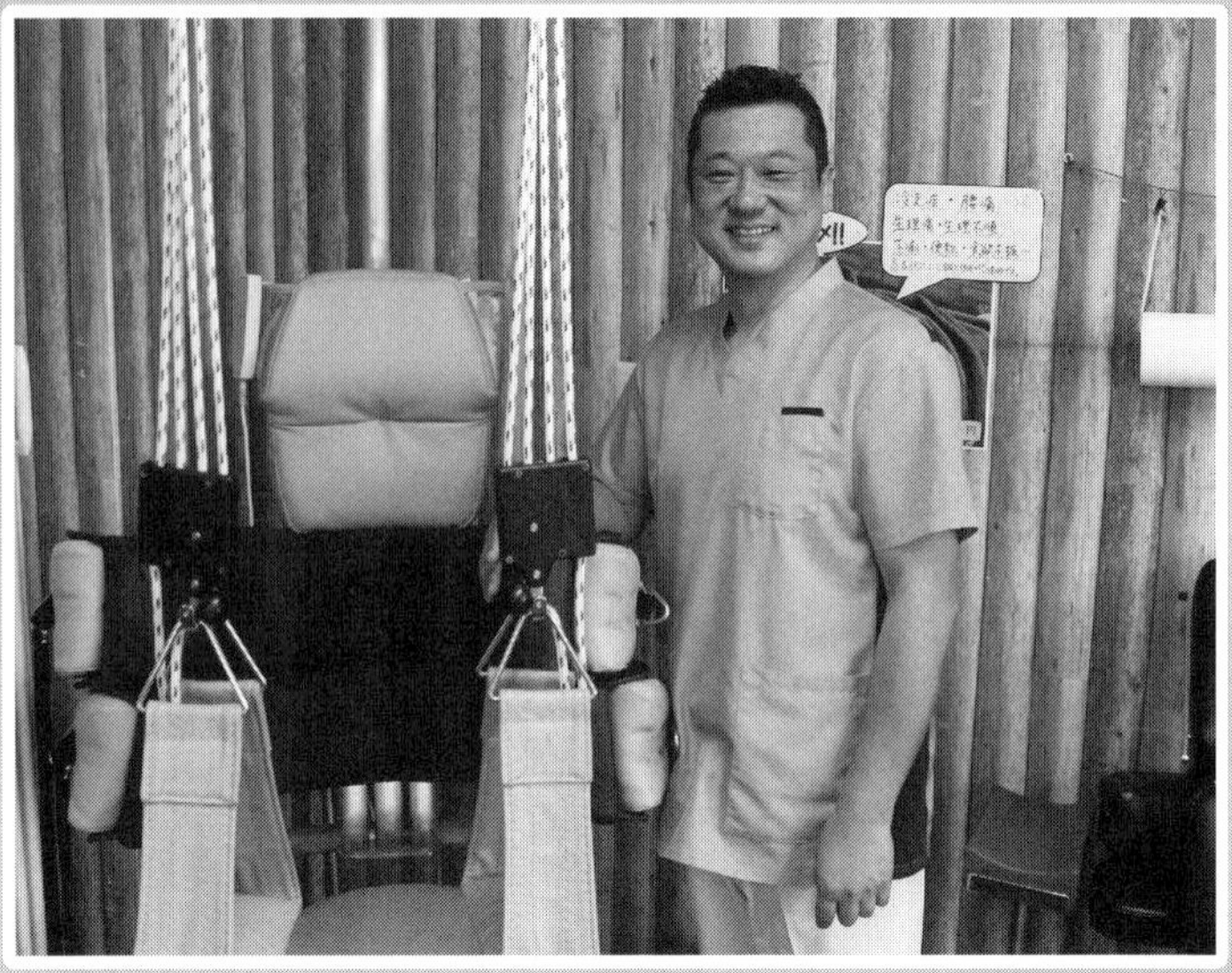

「プロテック」を用いれば、手術をしなくても腰痛を治せる可能性がある

五島広文

ごとう ひろぶみ
２丁目の整骨院院長
柔道整復師　鍼灸師
ＮＳＣＡパーソナルトレーナー

1965年熊本県生まれ。小4から野球に没頭。高校時代大阪大会ベスト4。故障が原因でプレーヤーを断念、お世話になった整骨院の先生にあこがれて治療家の道へ。1985年に明治東洋医学院を卒業し、柔道整復師の免許を取得。その後、鍼灸師、NSCAパーソナルトレーナー等の資格を取得し、1992年五島整骨院を開院。1997年現在地に移転し、2丁目の整骨院を開院。同時に古久保健二氏（現東北楽天ゴールデンイーグルスバッテリーコーチ）のパーソナルトレーナーに就任。2001年から2010年まで中村紀洋氏（近鉄ードジャースーオリックスー中日ー楽天ー横浜）のパーソナルトレーナーを務める。

●**2丁目の整骨院**

〒580-0016 大阪府松原市上田2-1-3

☎072-284-7550　http://www.2choseko.com

患者様のお体の状態をしっかり判断し、的確な施術を

私は中学・高校時代、野球漬けの毎日を送っていました。アスリートにとってケガはつきものですが、私自身もケガをしてプレーヤーをあきらめた一人。しかしながらこの経験が、今の仕事を選んだ原体験になっています。

それは、指を骨折したときのこと。当初、整形外科でギプス固定をしてもらったのですが、手先がまったく使えず、練習に参加できない事態に陥りました。そんな状態を見かねたコーチが連れて行ってくれたのが接骨院です。当時担当してくださった先生が、固めたギプスを取り除いて、テーピングを施してくれたことに私は驚きを感じました。なぜならガチガチに固定されていた指が、自由に動かせるようになったわけですから。テーピングだけなら走ることができるし、ボールを捕ることもできる。つまり、普段通りとまではいかなくとも、練習に参加できるわけです。接骨院の既成概念がいい意味で払拭された瞬間でした。同時に、私も技術を身に付ければ、ケガで苦しむ多くのアスリートたちを助けられると思いました。

その後、昭和59年に専門学校に入学し、柔道整復師・鍼灸師の資格を取得。尼崎の「橋

田接骨院」で6年間修行を積み、平成4年に当院を開設しました。日本の柔道整復師として初めてアメリカのストレングス&コンディショニング団体のNSCA認定パーソナルトレーナーに合格し、プロ野球選手のトレーナーも務めました。これらの経験があるからこそ、私には患者様のお体の状態をしっかり判断し、的確な施術が行えるという自負があります。今後は院内での施術はもちろんですが、訪問診療や介護ステーションなどの活動を行い、地域へ恩返ししたいと考えています。

万全な体調で望んだオープン戦で活躍し、1軍登録に

■症例/①64歳　男性　②23歳　男性　プロ野球選手

実は、「プロテック」を導入しFMT腰痛治療法を始めるまでは、腰痛治療に苦手意識がありました。それだけ腰痛は根治するのが難しいからなのです。例えば、腰痛治療でよく用いられる一般の牽引機は、皮膚や筋肉までしかテンション（張力）がかかりません。関節を牽引しなければ治療にならないと私は考えています。だから牽引機は使いません。しかし、「プロテック」は違います。腰を宙に浮かせて上半身の重みを取り除くので、物理療法と運動療法を同時に行うことができます。この施術法は、腰痛や腰椎椎間板ヘルニ

アの方に効果的で、これまでの腰痛治療の常識をくつがえす画期的なテクニックです。ＦＭＴ療法における中川先生の理論は、まさに理にかなっていると思いました。

まだ「プロテック」を導入して間もないので、紹介できる症例は多くありません。ここでは二つを簡単に紹介します。一例目はギックリ腰になり車椅子で来院された64歳の男性の患者様です。1回の施術で歩けるようになり、その後、数回の治療で日常生活に支障をきたさないまでに回復されました。来院された時の不安気な顔つきが、治療を進める中で変化していき、お帰りの際には信頼しきってくださったような表情に変わっていたのは、私としてもとても嬉

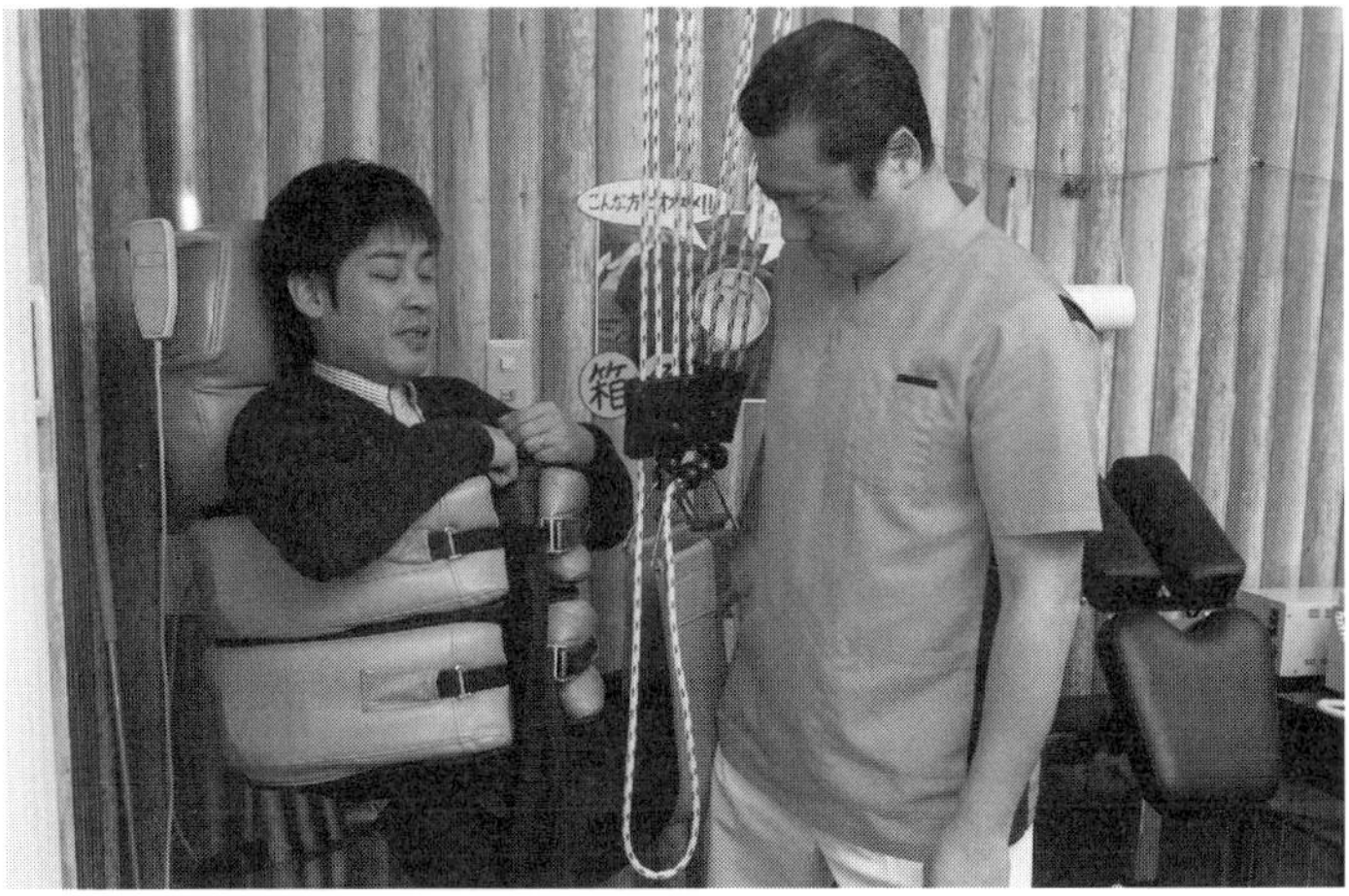

「プロテック」は、物理療法と運動療法を同時に行うことができる

しい思いでした。

当院ではアスリートのケアを多くします。二例目は23歳のプロ野球選手です。この患者様もキャンプの後にメンテナンスのために来院されてFMT療法を行いました。その結果、万全な体調で望んだオープン戦で活躍することができ、見事1軍入りを果たしました。その後も体の調子が悪いときに、月に1回程度来院されています。

後者の症例のように、FMT療法はアスリートのメンテナンス、体幹バランスを整えるための施術としても有効ではないか、そのようにも考えられます。「プロテック」を用いたFMT療法を今後、治療家として、またパーソナルトレーナーとして、他院などと差別化できる〝武器〟にしていくつもりです。

患者様に合った施術方針を早く、正確に見つけること

「先生に出会えてよかった。ありがとうございました」

この言葉をいただくたびに、治療家冥利に尽きると感じています。当院のモットーは、まさに「全ての情熱を『ありがとう』のために」です。

当院の最大の特長は、まずお体の状態をしっかり分析することからスタートすることで

す。問診票にご記入いただきます。その問診票をベースに、スタッフがカウンセリングを行って症状を把握します。このとき触診だけでなく、症状に沿った観察マシンを使用するのが当院のこだわりです。それは、患者様の症状を的確に診断することであり、患者様にもご自身の状態をしっかり理解していただくことが第一と考えるからです。

たとえ同じ症状でも、十人いれば十通りのアプローチ方法があります。患者様に合った施術方針を早く、正確に見つけられるように努めています。そして痛みの確認や、今後のアフターケアや施術計画を説明します。無駄な治療計画は一切立てません。症状に必要な治療計画を患者様にしっかりと説明し、ご納得いただいた上で進めていきます。

当院には、前述のようにスポーツをされている方が多くいらっしゃいます。ほとんどの患者様は紹介です。私は、アスリートの方にケガや痛みで競技生活をあきらめてほしくないのです。まして腰痛であれば、ＦＭＴ療法を用いれば、手術をしなくても治せる可能性があるのですから。

また、アスリートに限らず多くの方が腰痛に悩まされています。「もうずっとこの症状と付き合っていくしかない」と諦める前に、ぜひ当院を頼ってみてください。ＦＭＴ療法があるのですから、決して諦めてはいけません。

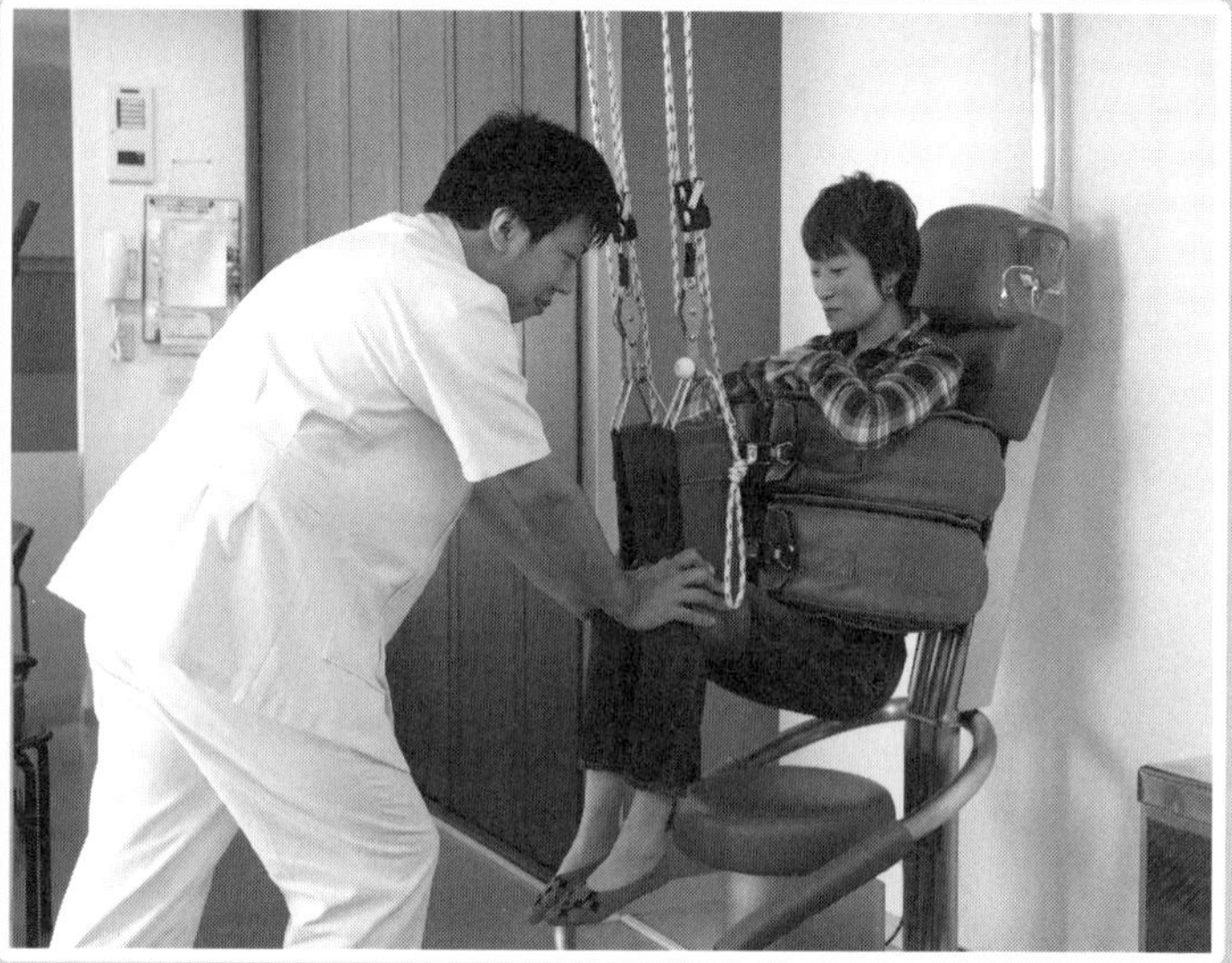

ひどいギックリ腰も たった1回のFMT療法によって、痛みが消えることもある

小松道由

こまつ みちよし
阿部整骨院院長
柔道整復師　鍼灸師

1980年宮城県生まれ。赤門鍼灸柔整専門学校で柔道整復師・鍼灸師の免許を取得。外傷が多く来院する治療院や矯正治療に特化した治療院等で経験を積み、2007年阿部整骨院の院長に就任。整骨院はクリニックに併設されており、患者様からの満足度も高い。モットーは痛みの原因を追究し、痛みを根本から取り除き患者様を必ず笑顔にさせること。

●阿部整骨院

〒989-5501 宮城県栗原市若柳川北東若柳78

☎0228-32-2013　http://michi-michi.com

「プロテック」を用いたFMT療法の効果を身をもって体験

「プロテック」は、前院長時代からすでに導入していました。しかし、当時はただ吊すだけといった使い方でした。それでも治療効果はあり、多くの患者様の腰痛の改善に効果を発揮していました。たとえば急性腰痛の患者様の多くは、家族の方などに小脇を抱えられて来院されます。また、松葉杖があれば自力で歩行できる方もいます。要は、腋下で上半身の体重を支えてやれば、急性腰痛は緩和させることができる。これが「プロテック」の原理であり、効果なのだと。

ところが、中川先生のFMT腰痛治療法のセミナーに参加し、目から鱗が落ちるような思いをしたのです。何より理論の素晴らしさです。さらに驚いたのは、セミナーの前日、私は腰を痛めてしまったのですが、中川先生がその場でFMT療法を使って、あっという間に痛みを取り去ってくれたのです。「プロテック」を用いたFMT療法の効果を、身をもって体験したのです。以来、当院でもFMT療法を活用するようになりました。

その結果、当院での治療の幅が格段に広がったと感じています。何より患者様の治療期間の短縮に繋がっています。FMT療法の理論がしっかりしているため、患者様へのインフォームドコンセントもしっかり行うことができるようになりました。

　ある一流プロ野球選手が、大記録目前で腰を痛めて引退の危機になりましたが、奇跡の復活を遂げ、大記録を達成しました。この時に使用したのが「プロテック」によるＦＭＴ療法です。当時はテレビや新聞でも取り上げられました。

　ことほどさように、ビフォーアフターの違いが患者様に感じていただけます。ＦＭＴ療法を扱う治療家として、充実感を得られるところでもあります。一人で歩けないで支えられて来た患者様が、お帰りには一人で歩くという姿を見るにつけ、本当に嬉しい思いです。

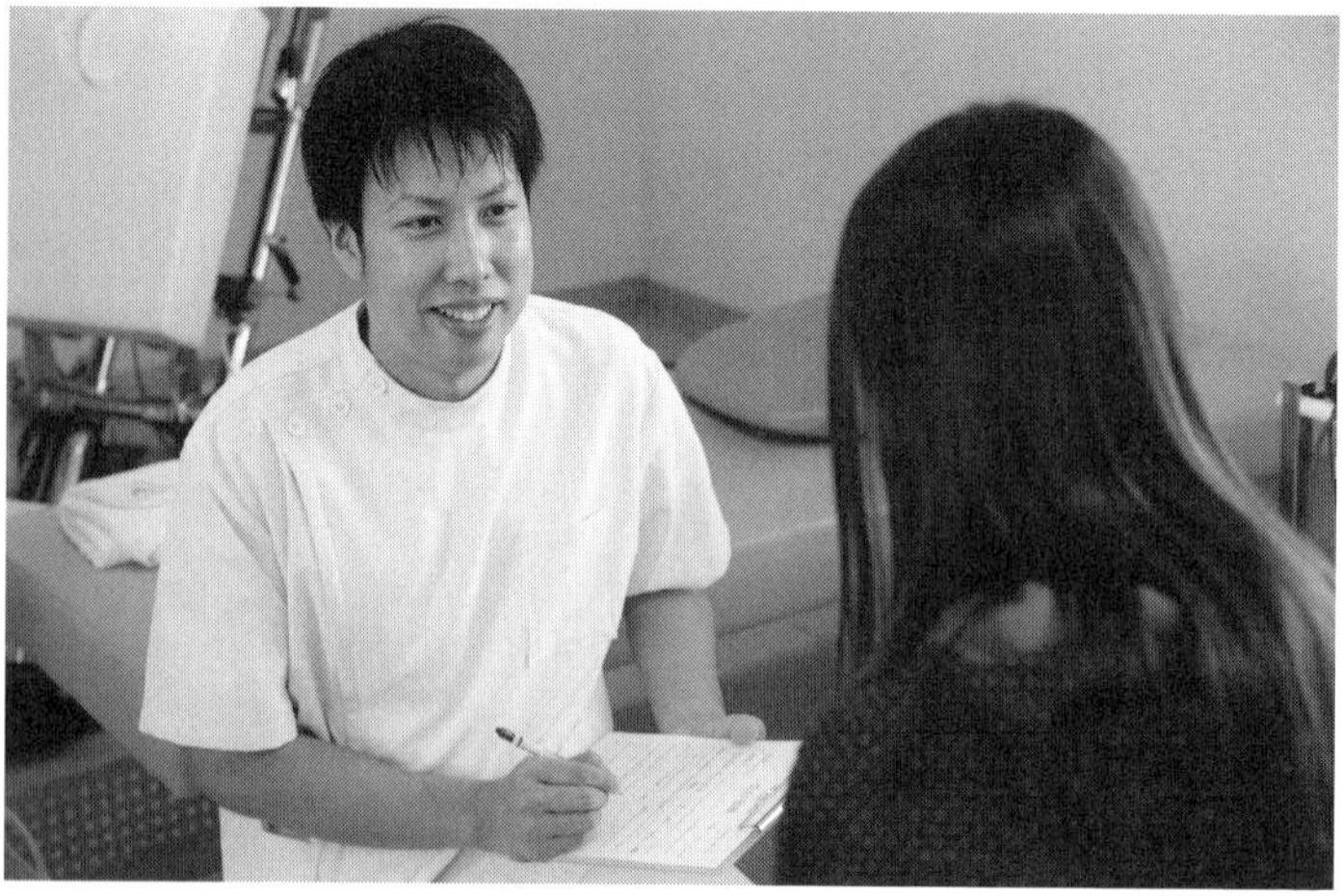
「痛みの原因を探ることで、再発リスクを減らせる」と語る小松院長

たった1回のFMT療法によって、ひどいギックリ腰が改善

■臨床例／40歳　男性　会社経営

今年1月の寒い日のことです。この患者様はギックリ腰になり、急患としてその日のうちに来院されました。話をうかがうと、ご自宅で運動不足解消のために筋トレをしていたところ、無理に力を入れた際に腰を痛めたとのこと。これまでもギックリ腰になった経験はあるが、これほどひどいのは初めてだとおっしゃっていました。

私は、痛みが強い急性腰痛の患者様には「プロテック」による除圧と筋緊張緩和で症状の改善が見込めることを説明の上、筋肉の調整と骨盤矯正後、残った症状を取るべくFMT療法を行いました。予定通り治療後は、可動域が大幅に改善し、なんと痛みもほとんど消えたのです。そして歩いて院外に出られ、連れてきてもらった奥様を今度は助手席に乗せて、自ら運転してお帰りになりました。

たった1回のFMT療法によって、ひどいギックリ腰が改善したのです。この患者様は、数日後にまた来院されましたが、その時は腰の痛みはなく、別の部位の治療でした。腰の調子をうかがうと、「腰は、もう大丈夫」とのこと。当院の技術を認めてくださって、腰

以外の治療にも通ってくださいました。

以前は、主に疼痛抑制に重点を置いてギックリ腰の治療をしていました。しかし、FMT療法を取り入れてからは早期の運動療法と椎間板の除圧、筋緊張の緩和ができるようになり、数回の治療で日常生活に支障ない程度まで改善させられます。もちろん今回のケースのように1回でほぼ良くなるケースも多々あります。しかし、病態によっては、1回で治そうと無理に症状を追求し刺激量を増やしすぎると逆効果になる可能性もあります。このあたりは十二分に気をつけています。

「原因を追究し根本から痛みを取り除くこと」が基本

早期の運動療法を行いたくても、痛みが強くてできず、治療期間が長引き、患者様のQOL（生活の質）を低下させる原因にもなっていたギックリ腰ですが、「プロテック」を用いて除圧し、さらにFMT療法で治療することで早期の運動療法が可能となりました。

私としては、急性期でも対応できる手技が増えたこと、疼痛消失後の機能改善まで治療効果が上がることに、治療家としての満足感もあります。

しかし、私の治療に関する基本的な考えは、「原因を追究し根本から痛みを取り除くこと」

です。必ずしも患者様が痛みを訴えている箇所が痛みの原因とは限りません。「木を見て森を見ず」という諺がありますが、痛みの出ている箇所のみを診るのではなく患者様の歩行や姿勢、筋肉バランス、日常生活などから痛みの出た原因を探ります。疼痛抑制と機能改善まで行うことで再発リスクを減らすことができるのです。

現在、当院は施術者3名、受付3名で患者様の1日も早い回復に取り組んでいます。チームとして一人ひとりの患者様を治癒に導くために精進する毎日です。施術者には患部だけにフォーカスするなと、常々、言います。受付は、直接治療には携わってないわけですが、患者様に優しく接することで、患者様が施術者に遠慮して言えないことや患者様の表情の変化を見落とさないようにしてもらっています。さらにミーティングを頻繁にすることで問題の発生を未然に防いだり、小さいうちに解決するようにしています。年々遠方から来院される患者様が増えて、その分症状が重い方の来院が多くなっています。そのような患者様の痛みに向き合い、早期治癒を目指してまい進していきたいと思っています。

腰痛の大部分が非特異的なもの（外科的処置を要さないもの）というのがわかってきました。つらい痛みや痺れがある方は迷わず来院してください。一度、ＦＭＴ療法を試していただくと違いが実感できるはずです。

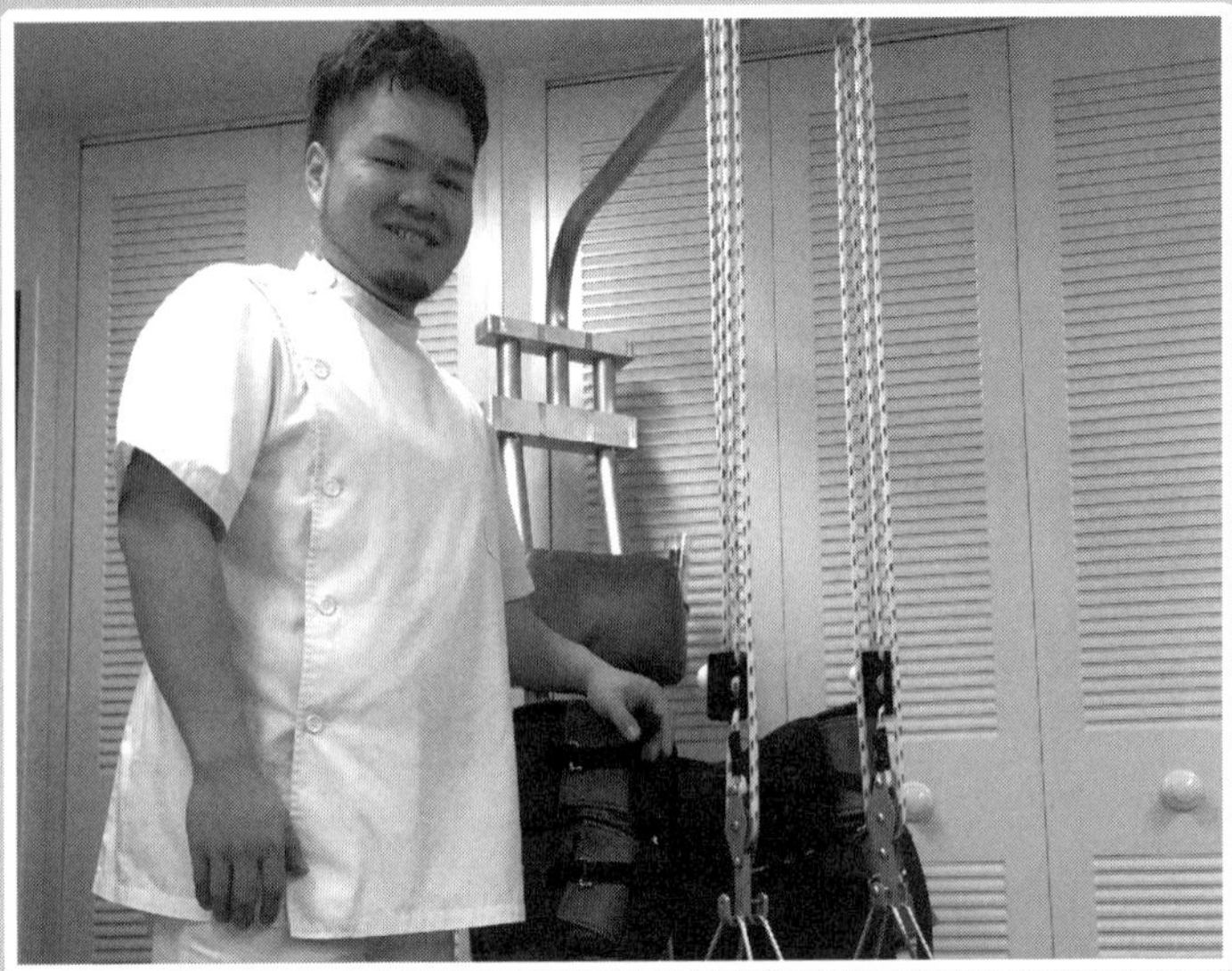

痛みが少なく、かつ高い治療効果。「プロテック」の素晴らしさは、患者様本人が一番よく知っている

坂田大将

さかた ひろゆき
坂田鍼灸接骨院副院長
柔道整復師　鍼灸師

1981年兵庫県生まれ。六甲学院高等部卒業。尼崎市の天崎柔道接骨院、天崎一二先生のもとで修行を積みながら、2005年に関西健康科学専門学校、2008年に大阪凰林医療学院を卒業し、柔道整復師と鍼灸師の資格を取得。その後、父・坂田幸也院長が営む坂田鍼灸接骨院の副院長として勤務し、現在に至る。また、神戸市灘区の市橋クリニック、市橋研一医学博士とともに、「神戸発・運動器疾患を語る会」にて東洋医学や食事療法を主体とした体の治療の研究を行う。「しっかりと鑑別診断する」「治療の引き出しを増やし、最適な治療法を選択する」「再発を予防する」の三つをモットーに、日々治療にあたっている。

● **坂田鍼灸接骨院**

〒663-8185　兵庫県西宮市古川町2-25

☎0798-48-5541　http://sekkotu.jp

急性腰痛からスポーツ障害、冷え性まで幅広く効果を発揮

腰痛治療器「プロテック」を使ってはや10年になります。腰を浮かせて除圧するだけでも効果があると考えていましたが、FMT腰痛治療法を活用することでさらにその効果が増し、「プロテック」本来の素晴らしさが発揮されるものと確信するまでになりました。私がFMT療法に出会い、理論と技術を習得したことで自分の治療の引き出しが増えたことはいうまでもありませんが、今まで以上に大きな自信を得ることができました。

「プロテック」によるFMT療法を導入する前は、「効果はあるが、施術時に痛みが伴う」という、いわゆる「荒療治」も行っていました。しかし、「プロテック」による治療は患者様に痛みをほとんど感じさせることなく行え、それでいて高い効果が得られるため、患者様には本当に喜ばれています。「プロテック」の素晴らしさは、体験された方ご自身が一番よくご存知だと思います。

当院で「プロテック」によるFMT療法を受けられる患者様は、青・壮年では急性腰痛や腰椎椎間板ヘルニアが多く、高齢者では慢性腰痛や脊柱管狭窄症が比較的多くなっています。また、若い患者様（学生）の中には、腰椎分離症や椎間板ヘルニアが多いように見

受けられます。特に女性では、腰痛が治った後も「冷え性も良くなる」とおっしゃって、続けて来院されるケースもあります。

さらに私はスポーツ障害の治療も多く手掛けていますが、「プロテック」はスポーツコンディショニングなどといった、腰痛の治療以外の手段としても効果が期待できるものと考えています。

多くの患者様に、実体験として「プロテック」によるFMT療法の効果を知っていただいているため、患者様同士の間で説得力のある口コミとして広がり、新たな患者様から「プロテック」をリクエストしていただき、ご相談を受けるケースが多くなっています。

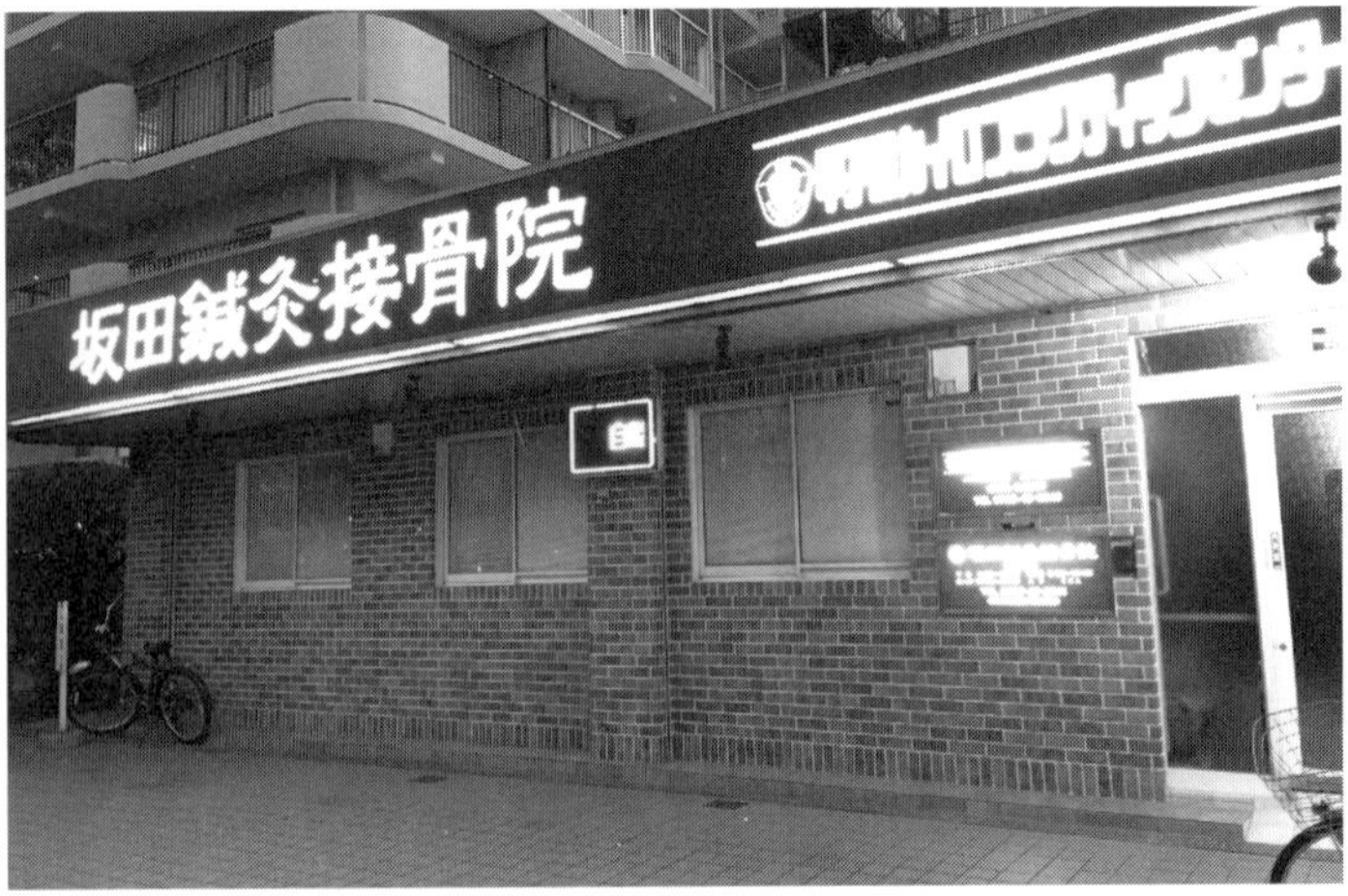

鍼灸接骨院にカイロプラクティック治療院も併設する

腰椎分離症の患者様が初回で疼痛半減、3回目で強い痛みも消失

■症例／18歳　女性　学生（高校3年生）

この患者様は高校でバレーボール部に所属している女性です。もともと軽い腰痛持ちだったそうですが、クラブ活動で練習をしているうちに徐々に腰の痛みが増し、さらに右足にしびれが出てきたといいます。

2週間後（当時）に大事な試合を控えていたため病院に行ったところ、腰椎分離症と診断され、「コルセットによる固定、痛み止めの飲み薬と貼り薬で様子を見て、試合は見送るように」という指示を受けた、とのことでした。来院されたのはその直後のことです。

初検時では、大腿四頭筋の筋緊張が顕著で、うつぶせで膝を曲げた時にお尻と踵の間が10センチ以上空くほどでした。大腿四頭筋の緊張・短縮が、骨盤の前傾および腰椎の前彎(反り腰）を助長してしまい、その結果、腰椎分離症の症状をさらに悪化させたのではないかと思われました。

ご本人からは何とか試合に出られる状態まで回復できないかと懇願されました。来院された時、腰と右足をかばうような歩き方で、ジョギングもできない状態だったので、本来

ですと私も運動を推奨しないのですが、副キャプテンを務める彼女の責任感と強い熱意が伝わってきたので、試合までの2週間一切練習をしないことを条件に、試合に出られることを目標に治療をしようと伝えました。

そこで週3回計5回にわたって「プロテック」を使用したFMT療法を実施しました。そうしたところ、初回の治療で疼痛は半分以下になりました。3回目の治療で強い痛みはほぼ消失し、4・5回目の治療後はもとからあった軽い腰痛もほとんどなくなるほど回復し、不安を残すことなく、ついに試合に出場することができたのです！

相手チームが強豪校だったこともあり結果的に試合は負けてしまいましたが、試合後に来院された時、「試合に出られなかったら絶対に後悔していました。痛める前より調子が良かったです。先生に診てもらったおかげです」と喜んでおられました！

この患者様は部活をやめてハードな運動もする必要がなくなり、生活の上でも全く痛みを訴えなくなったため治療終了としました。しかし、大腿四頭筋の筋緊張がいまだ強いように思われたので日頃からしっかりとストレッチを行うよう、アドバイスしました。さらに、四頭筋の短縮により骨盤の前傾や腰椎の強い前彎、胸筋の短縮などから日常の姿勢も悪くなっているので、姿勢指導も実施しました。また、腰の反りすぎによって痛みも出ていたので、そうならないようにドローインをはじめとする数種類の体幹トレーニングも同時に指導しました。

治すことはもちろん、その後のアフターケアも責任を持って実施

日々治療を行っていく上で、私がモットーとしていることが3点あります。まず「しっかり鑑別診断をすること」、次に「自身の治療の引き出しを増やし、患者様に合った最適な治療法を選択すること」、そして最後に「再発を予防すること」です。

特に私が注力しているのが、再発を予防することです。症状を取り除いても原因を放置していたのでは意味がありません。せっかく治療して楽になっても、今まで通りの生活を送っていたのでは、いずれまた痛みが出かねません。そのため、日常動作のアドバイスや、自宅で簡単にできるストレッチや姿勢指導などを行い、患者様ご自身に実行していただくことにしています。私が関わらせていただいた患者様にはみんな、健康で快適な生活を送っていただきたいと願っています。

痛みを取るだけでなく、再発を防ぐところまでが治療と考えています。私は最後まで患者様を大事に思い、自分の治療、仕事に責任をもって全うしていくつもりです。

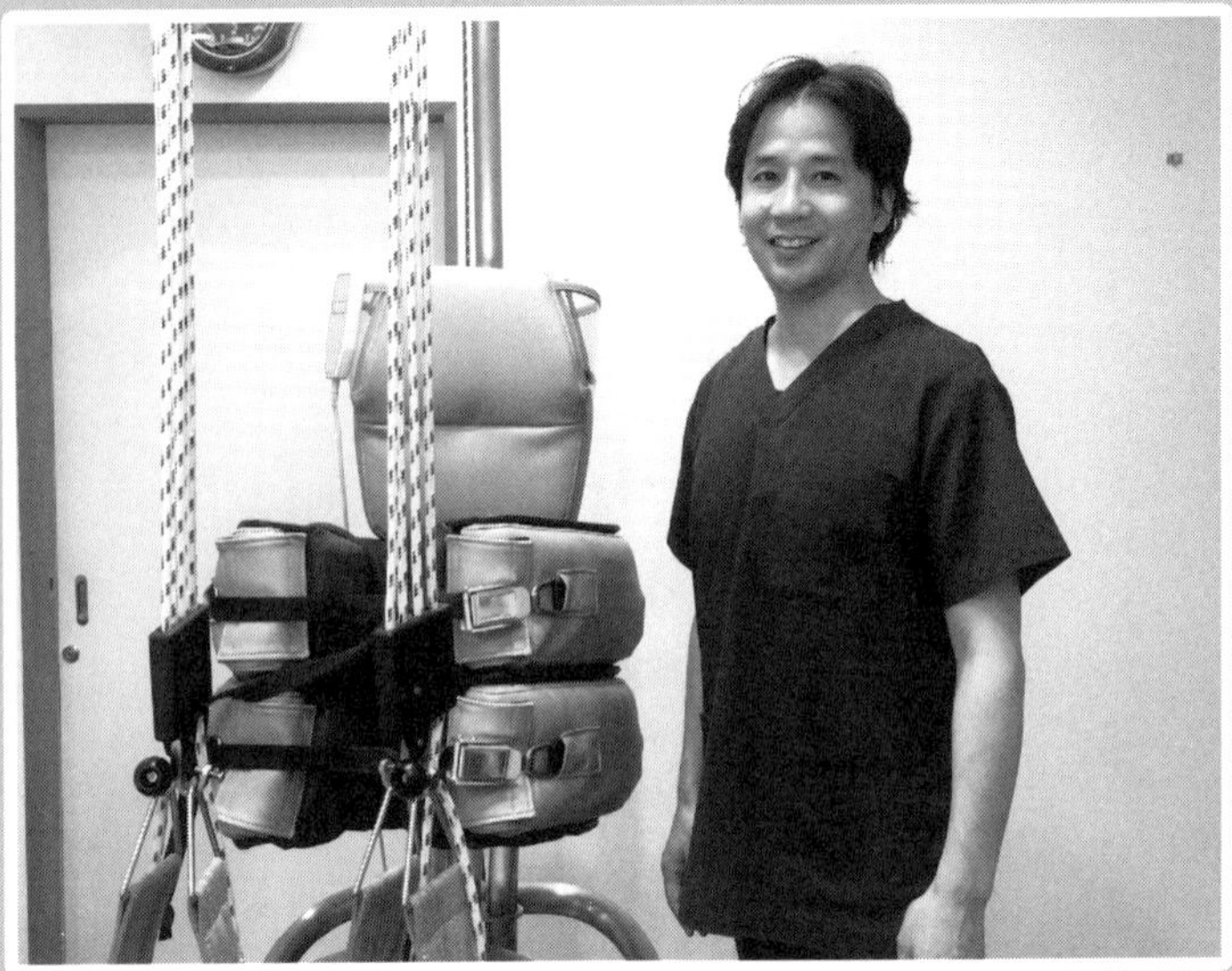

患者様への痛みの負担が少なく、しかも、早期回復が図れる「プロテック」のFMT療法

立石善信

たていしよしのぶ
にいじ接骨院院長
柔道整復師

1974年佐賀県生まれ。高校卒業後に陸上自衛隊入隊。期間満了で退職。車関係の仕事に従事した後、病院に勤務。院長に理学療法士、看護師、柔道整復師の資格取得を勧められたのを機に、将来独立開業ができる柔道整復師の専門学校（夜間コース）に入学する。福岡医健専門学校で柔道整復師の資格を取得。その後3年間整骨院に勤務する。2010年に佐賀市大和町に、腰痛治療と交通事故によるむちうち治療に特化した、にいじ接骨院を開院。患者様よし・世間よし・整骨院よしの「三方よし」の経営理念をモットーに、自らの利益のみを求めることなく、多くの人に喜ばれる治療を目指している。

●**にいじ接骨院**

〒840-0201 佐賀県佐賀市大和町尼寺1467-3

☎0952-62-7774　http://www.niiji.com

腰痛で悩む多くの患者様の最後の砦になりたい

当院には開院以来、急性腰痛（ギックリ腰）や腰椎椎間板ヘルニアなど、腰痛で悩む患者様が多くいらっしゃいます。それは、当院が腰痛治療や交通事故などによるむちうち治療に対して優れた実績があるからだと自負しています。さらに当院では、多くの方々に適切な治療を行って元気になっていただきたいとの願いから、無料の腰痛カウンセリングを実施し、腰痛、腰椎椎間板ヘルニアなどで悩まれている方々に対して適切なアドバイスを行ってきました。

「早く治りたい」「普通の生活に戻りたい」という患者様の切実な願いにお応えするために、私はこれまで試行錯誤を繰り返しながら、数々の研究会や勉強会に参加して知識と技術を高めてきました。そのような中で、中川忠典先生が提唱されている腰痛治療器「プロテック」を使ったＦＭＴ腰痛治療法を知りました。この治療法は従来の考え方や治療法を覆すほど画期的なものだと感じました。この方法なら、患者様に与える痛みの負担も少なく、早期に回復が図れると思いました。

私が第一番に心がけていることは、患者様に負担をかけない、痛くない治療を行うということです。また、このことが何といっても早期回復につながります。そういう意味からも、「プロテック」は最適な腰痛治療器です。私は中川先生が行っている勉強会に参加させていただき、問診・検査の重要性や症状に合わせた治療を行っていくことなどをあらためて学び、日頃の治療に活かすことができました。

これまでに、「長年腰の夜間痛に悩まされていたが、にいじ接骨院の腰の治療で痛みが解消した」「薬を飲み続けていたため、眠気や胃のもたれに悩まされていたが、腰痛の完治で薬も不要になって助かった」「先生のおっしゃった通りの治療回数で腰の痛みがなくなったので、早く会社に復帰できた」等々、多くの患者様から嬉しいお声をいただいています。「プロテック」の素晴らしさを最大限に発揮させながら、「日本中どこよりも、にいじ接骨院に来てよかった」と言っていただけるよう、日々真剣に治療にあたっています。

手術しても治らなかった痛みが、5回の治療で消える

■症例／40歳後半　男性　会社員（営業職）

腰椎椎間板ヘルニアとの診断を受け、2回の手術（1回目から4年後に2回目を実施）を受けたにもかかわらず痛みが残り、どうしていいか途方に暮れた末に当院に来院された

患者様がいらっしゃいました。

ご本人は、腰椎椎間板ヘルニアにかかってしまった原因がわからないとおっしゃっていましたが、日頃からあまり体を動かしておらず、運動不足の傾向にあったようでした。

特に寝返りをした時に痛みが激しくなり、ズボンや靴下を履いたりする時、さらに洗面の時にも痛みを感じ、日常生活に大きな支障をきたされていました。病院に通い、さらに鍼灸、カイロプラクティック、整体等々いろいろと治療を受けられたようですが、痛みはいっこうに改善されませんでした。そこでたまたまインターネットで接骨院を探されている時に当院のホームペ

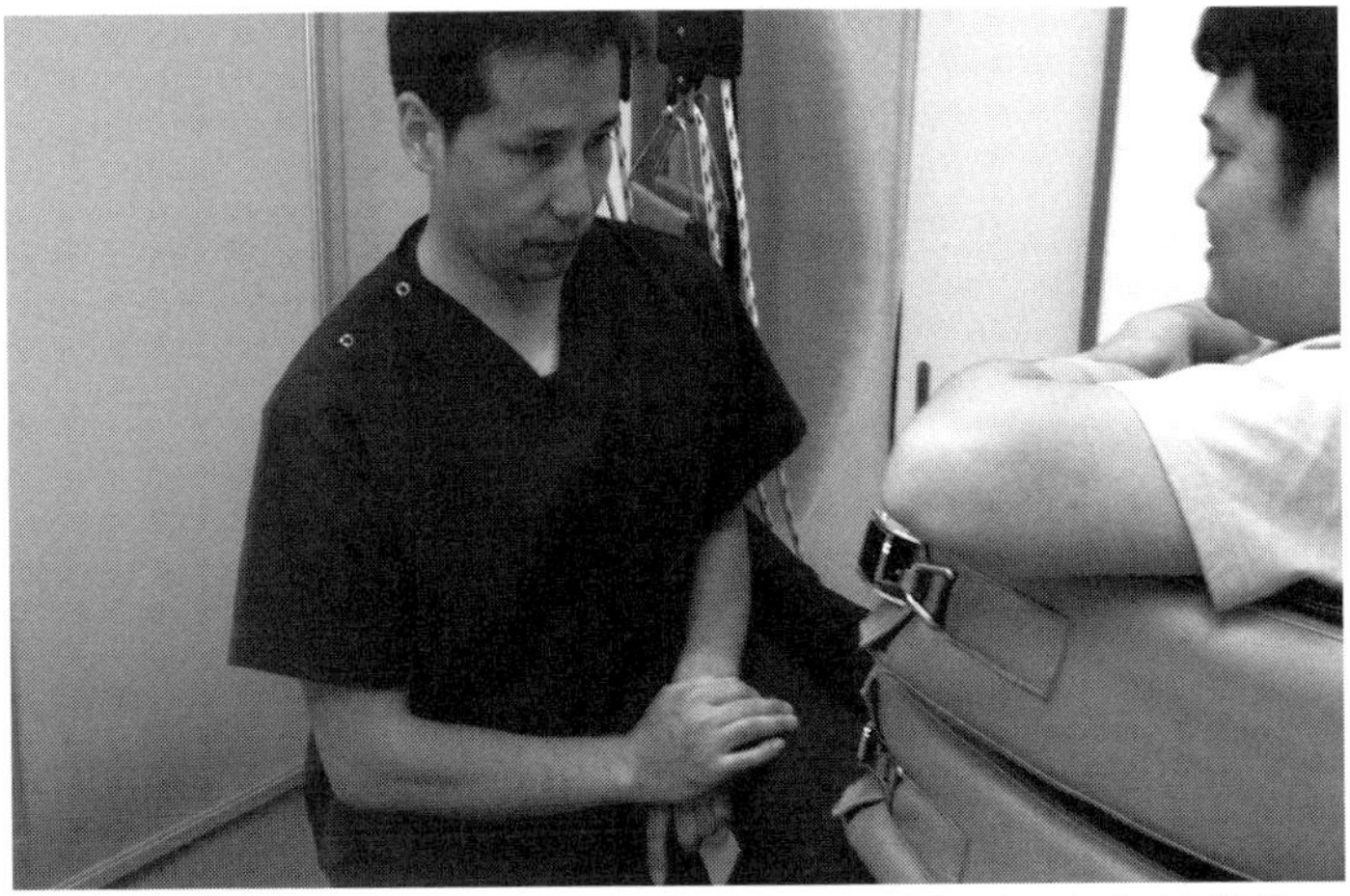

「謙虚に患者様に向き合い、喜んでいただける治療をしたい」と立石先生

ージで「プロテック」のことを知って来院されたのでした。

患者様へ「プロテック」を使用したFMT療法について詳しくご説明し、ご相談しながら治療方針を立てました。通院回数は週1回から2回を目安に、まず1か月でどのくらい変化があるかを見ることにしました。

ところがどうでしょう、1回目の治療で腰の動きが良くなり、2回目に実施した後は、寝返りや朝起きるときの痛みが消えていたとおっしゃるのです。5回目以降、「痛みやしびれが感じられなくなった」と、ご自分でも信じられない様子でした。

現在は月に1回程度来院され、調子を整えるメンテナンスだけになりました。日常生活にまったく支障をきたすことなく、営業の仕事も集中してできるようになったと大変喜ばれていました。私が患者様に常に言い続けていることは、諦めないで、とにかく治療に専念してほしいということ。今までの腰痛治療概念を一度リセットしていただき、「プロテック」によるFMT療法を体感していただきたいということなのです。

「三方よし」の精神で、腰痛治療にあたる

当院には、今ご紹介したような腰痛でお悩みの20歳から50歳代の患者様が多くいらっし

やっていますが、スポーツをされている若い方も多く来院されています。それは私がスポーツ障害の治療も得意とし、実績を上げてきたことを口コミなどでお知りになったからでしょう。そもそもこの「プロテック」は、有名な野球選手の腰痛を解消し、好成績をあげることに貢献した腰痛治療器なのです。

例えば、高校総体の決勝の前日に腰を痛めてしまった18歳の女子高校生が、急遽私が行った治療により劇的に回復され、翌日の決勝ではいつもの通り自己の力を存分に発揮できたそうです。また、ある中学生の患者様は、腰痛があるにもかかわらず、ご自分をかばいながら野球の練習をしてきた結果著しく姿勢・立位が悪くなり、体調にも影響していました。この患者様も私の治療により姿勢が改善され、一緒に来られていた母親が帰る際に子どもさんのあまりの回復に驚いておられました。

当院のモットーは、「三方よし」の精神です。まず患者様によくなっていただくこと。そうすれば、患者様のご家族や、それを取り巻く地域社会もきっとよくなるはず。その結果、私たちも感謝され、喜ばれることで大きな満足が得られることになります。私は決して自己の利益のみを求めることなく、謙虚に患者様一人ひとりと向き合って、多くの方々に喜んでいただける治療をご提供し続けていきます。

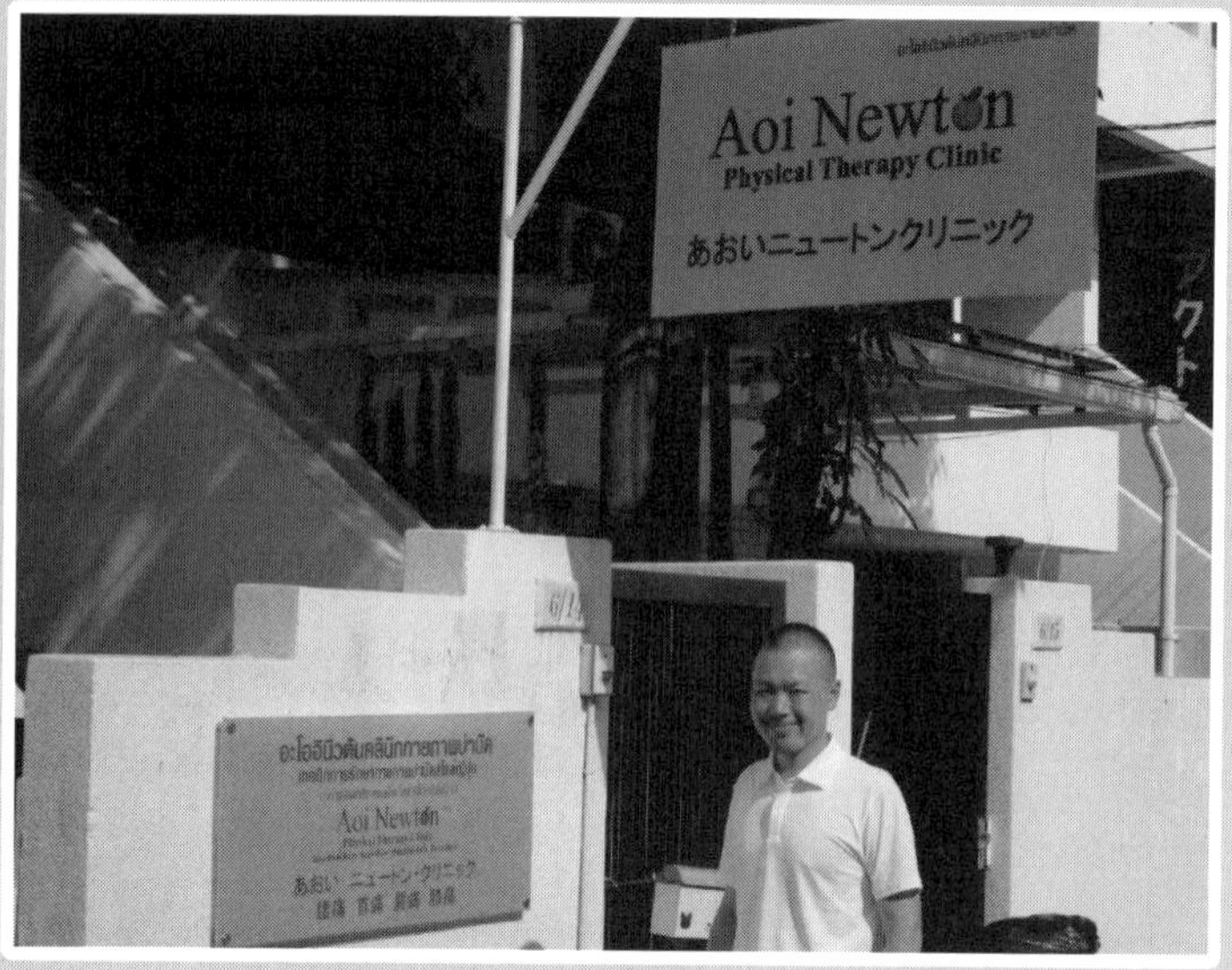

今までの治療法では取りきれなかった腰の痛みもFMT療法では取ることができる

田邉武範

たなべ たけのり
Aoi Newton Clinic院長
鍼灸師 柔道整復師

1976年奈良県生まれ。大学卒業後、会社員になるも自分がひどい腰痛持ちだったため、「自分と同じ苦しみを持つ人を治せる治療家になりたい」と決意し退職、師匠にあたる先生の整骨院に勤務することになる。整骨院で働きながら夜間の専門学校に通い、鍼灸師と柔道整復師の資格を取得。卒業後は大阪府堺市にあおい整骨院を開業。2014年8月に院をスタッフに任せバンコクにあおいニュートンクリニックを開院する。

●Aoi Newton Clinic（あおいニュートンクリニック）

6/14　Soi prom-si　Sukhumvit 39 Klongton-nua Wattana Bangkok
（スーパーフジ３号店近く）
☎ 081-413-5411（ハイ・ヨイサ・コシイイ）日本語対応
http://www.aoinewton.com

重力を除去しながら運動療法ができるという点が画期的

私自身、鍼灸師・柔道整復師でありながら、ひどい腰痛持ちでした。患者様の治療はできても自分で自分の体の治療はできなかったので、かなり悩んでいました。朝早くから夜遅くまで仕事をしていたので、知人の先生のところに治療に行く時間すらありませんでした。そんな折、知人に「プロテック」を勧められて1週間治療所にレンタルさせていただきました。

するとどうでしょう、「プロテック」に支えられ、スタッフに簡単な運動療法をしてもらうだけで腰痛がなくなったのです。しかも、効果に驚いただけでなく、理論がしっかりしていて、重力を除去しながら運動療法ができるという点が画期的でした。レンタル期間をもう1週間延ばしてもらい、患者様にも数名ほど試しました。やっぱりすべての患者さんに良い効果が出ました。それで導入することを決めたのです。

それからは、今まで自分が行っていた治療法にＦＭＴ腰痛治療法を加えることにより、さらに高い治療効果が得られるようになりました。今までの治療法では取りきれなかった痛みがＦＭＴで取ることができるので患者様の満足度もすごく上がりました。

世の中には様々な素晴らしい治療法があります。その中の一つがFMTだと思います。〝今まで色々な治療を体験したが、思うように良くならなかった〟という方はぜひFMTを体験してほしいと思います。私自身、治療家でありながら腰痛で苦しみました。色々な治療法、治療器を試みましたがなかなか良くなりませんでした。しかし、FMTに出会ってからは一度も腰痛で苦しんでおりません。

大事なのは再発しない体づくりを教育していくこと

老若男女、幅広く来院されています。バンコクという土地柄もあり、タイ人はもちろんのこと、欧米人、インド人、中国人など海外の患者様もたくさん来られます。その中で、腰痛が多いのは日本人、海外の方は首、肩のこりが多いです。

私の治療法は、患者様の症状（腰痛、肩こり、膝の痛み）がどこから来ているのか原因を追求し、その原因を治すことから始めます。症状だけに目をむけて患者様の言いなりで治療しているのでは、ただのマッサージ屋さんになってしまいます。

また、治療家として患者様の痛みや苦痛を取り除くのは当然のことです。大事なのはそのあと再発しない体づくりを患者様に教育していくことと考えています。普段の姿勢や歩き方、自宅でのトレーニング法などを患者様に教えることにより、治療の効果が長続きし、再発しにくい体になっていくのです。そこまでの指導ができて、はじめて治療家といえると思います。

ちなみに、私の治療院のスタッフは現在2名。タイの有名大学の理学療法科を卒業した者たちです。彼らには問診、検査、治療、再検査の流れを叩き込むようにしています。治療だけすればいいと思っているスタッフもいましたが、それは間違いであると、はっきりと認識してもらっています。なぜならば、問診、検査を最初に行わないと治療が上手くいったのかどうか明確な判断基準がなくなるからです。

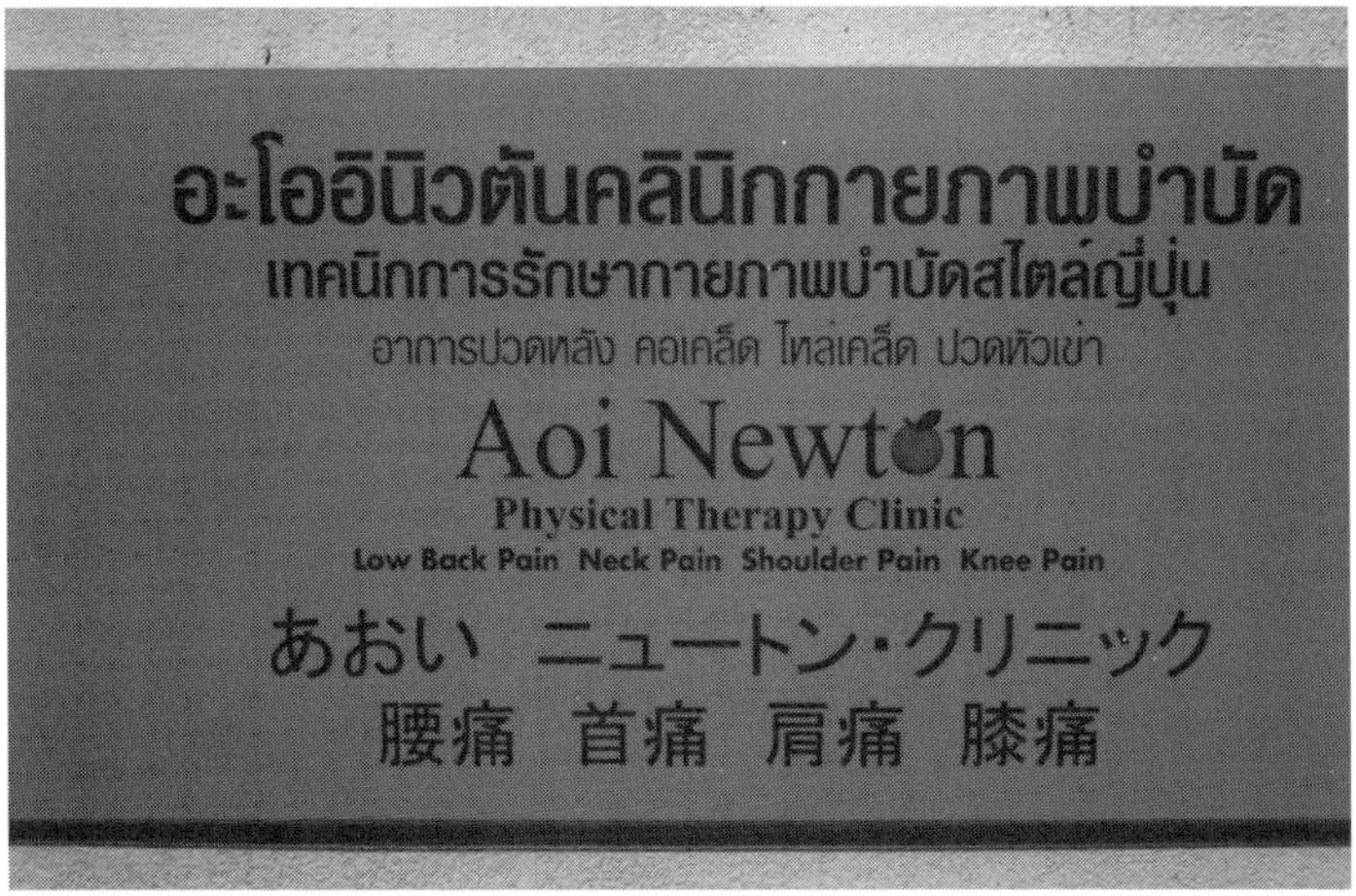

「タイでFMT療法を広げ、腰痛に苦しむ人を助けたい」と語る田邉先生

髄核が飛び出し垂れ下がる。手術しか手はないと思うも……

■症例／40歳 男性

大手企業のタイ駐在員の日本人です。10年以上前から慢性腰痛に苦しんでいました。日本では定期的に整骨院に通っていたそうですが、バンコクに赴任してからは治療を中断していたとのこと。あまりの痛さに、バンコクの大きな病院に行ってMRIを撮ったところ、第4、第5腰椎間の髄核が後方に突出しているのがはっきりと確認できました。飛び出す髄核の量が多すぎて下に少し垂れ下がるほどのヘルニアでした。

原因は、おそらく長年の慢性的な腰痛で椎間板の水分が失われて弾力性を失っているところにバスケットの練習での衝撃が加わり、椎間板が損傷してしまったのだと思います。正直、私も手術しか治す方法はないと思いました。ただ、患者様から「手術だけはしたくない」と懇願され、全力で治療にあたることにしました。「プロテック」を用いたFMT療法です。

最初は強度の神経痛で、自分で歩くこともできず、会社の同僚に支えられてきました。そこで最初の1週間は会社を休んでもらい、毎日治療に来てもらいました。4日目には歩行時の痛みがかなり改善しました。8日目には座ると神経痛はあるものの、職場復帰を果たしました。15日目には神経痛がほぼ消失。20日目には神経痛だけではなく、運動痛、圧痛もほぼ消失しました。21日〜30日目は再発しないように「プロテック」を使った筋力トレーニングを中心に治療を行いました。ここまで通院期間1か月、通院回数25回です。

最初は激痛で歩行はもちろん寝返りもできなかった患者様が、2週間でほぼ痛みが取れ3週間後には全く問題なく生活できるようになった時、あらためてＦＭＴ療法の素晴らしさを実感しました。

再発しないためには痛みがなくても週に1度のペースで来院されるのが一番の理想と思いますが、この患者さんは現在、通院されていません。今では毎週休日にムエタイのジムに通ってトレーニングを楽しんでいるようです。

私は、タイにＦＭＴ療法を広げ、腰痛に苦しむ方を一人でも多く助けたいと思っています。将来の目標としては治療だけではなく、治療して良くなった患者様が二度と痛みに悩まされることなく日常生活が送れるように、エクササイズやトレーニングを指導できるような環境を作っていきたいと考えています。私のバンコクでの治療活動は、まだ始まったばかりです。

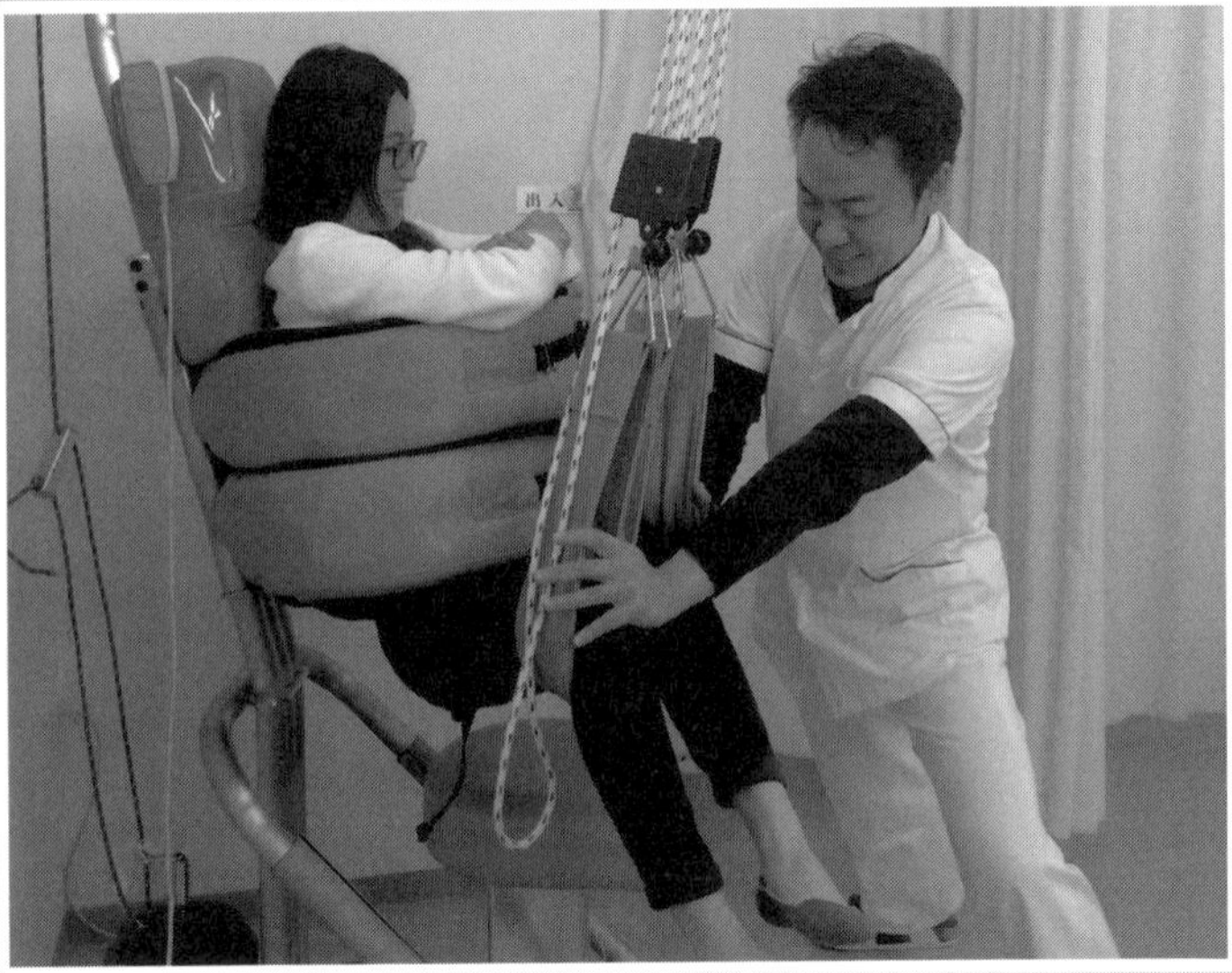

わずか10分間の「プロテック」で痛み解消に高い効果を発揮。患者様の日常に明るさを取り戻す

谷口成康

たにぐちしげやす
柔道整復師
なのはな接骨院院長

1968年7月2日東京生まれ。1991年に中部柔整専門学校を卒業後、分院院長として9年間勤務の後、2001年に独立し、なのはな接骨院を愛知県稲沢市に開業。15年間、痛みの早期改善を目指して取り組んできた結果、現在ではオーダーメイド施術が受けられる接骨院として患者様の「駆け込み寺」的な存在になっている。

●**なのはな接骨院**

〒492-8112 愛知県稲沢市子生和坂田町52
☎0587-21-1172 http://www.nanohana-sekkotsuin.jp/

治療家としての幅を広げてくれたＦＭＴ療法との出会いに感謝

開業にあたって腰部の牽引機を検討中に出会ったのが「プロテック」(初代)でした。理論的にも、通常の牽引機と比べて効果があると思ったので迷わず導入を決めました。従って、開業から15年がそのまま当院の「プロテック」の使用歴ということになります。

実は当初、なかなか上手く活用することができませんでした。しかし、中川先生の著書『整骨院経営バイブル』でＦＭＴ腰痛治療法の存在を知り、セミナーを受講させていただいたところ、患者様への負担が少ない上、着実に改善できる素晴らしさを改めて実感しました。それ以来、「プロテック」を用いたＦＭＴ療法は、多くの患者様の笑顔を取り戻すことに貢献してきています。

もちろん私にとっても、ＦＭＴ療法の導入は施術できる症例が増えるということでもありました。治療家としての幅を広げてくれたＦＭＴ療法との出会いに感謝しています。単純に1回で痛みが取れたという症例だけでなく、ＦＭＴ療法を継続していくことで一歩一歩着実に症状の変化を感じることができるのは、私たち治療家にとって喜びとともに日々の施術の充実感につながっていきます。

ＦＭＴ療法は、施術を受けられた患者様の生活を変え、人生を変えると言っても過言ではないほど力を与えてくれます。入院・手術、その後リハビリをするのか、普段の生活を送りながら保存療法をするのかでは、ご本人の負担のみならずご家族の生活にも大きく影響を及ぼします。

日常生活はもちろん、海外旅行ができるまでに症状が改善

■症例／75歳（初検日）女性　無職

来院の半年ほど前から左臀部、左下肢にしびれと痛みが出て、病院で診てもらったところ脊柱管狭窄症、すべり症と診断を受けた方です。その時に手術をすすめられたそうですが、手術には抵抗があったため、ご家族がインターネットで当院を探して来院されました。主な症状としては、数分の歩行で足の痺れが出て歩けなくなる間欠性跛行と、腰やお尻の痛みでした。そこで「プロテック」を用いたＦＭＴ腰痛治療法を開始しました。

期待通り、起床動作は少しずつしやすくなり、歩行中の左下肢への痛みやしびれ（間欠性跛行）は、通院開始当初５分〜10分で現われていた症状が、少しずつ長く歩けるようになりました。徐々に半日の外出もできるようになり、電車でデパートに買い物に行くこと

も可能となりました。その後も中断せずに、ＦＭＴ療法を受けに根気よく通われ、ついに1日歩いても症状は現われなくなりました。治療開始16か月目には、２週間のハワイ旅行を楽しむまでに回復されました。もちろん旅行中も、間欠性跛行の症状は出なかったそうです。

旅行後も予防のために、さらに半年間通われて治療回数は計１６５回でした。このように、手術が必要とまで言われたご高齢の方が見事に回復されたことは、私にとっても治療家冥利に尽きますし、ＦＭＴ療法との出会いに改めて感謝したい思いです。

この女性の場合は長く治療を続けられましたが、他にも、待合室の椅子に座れない、

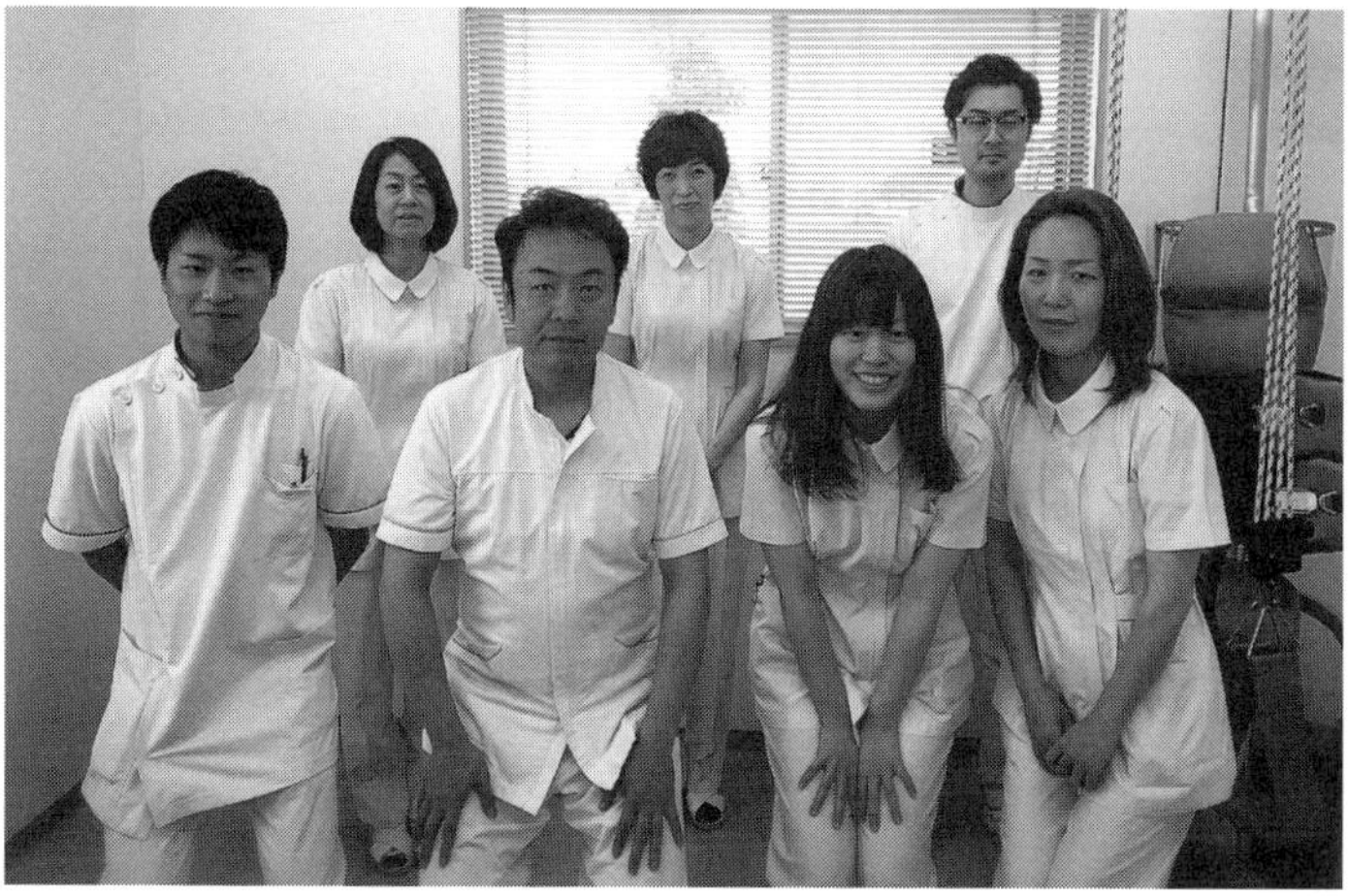

患者様の希望をかなえ、笑顔で生活できるようにサポート

歩くのもやっとという患者様が、FMT療法での施術後、椅子に腰掛けて会計の順番待ちができ、さっきまでの痛みはどうしたのかと周りの方たちが思うぐらい、普通に椅子から立ち上がり、歩いて帰られたというケースもあります。ちなみにこの方はゴルフが趣味で、体が動く限り続けていきたいとの希望があり、現状維持のため定期的にFMT療法によるトレーニングと施術を続けられています。それ以降、腰痛はでていませんし、以前よりも体の動きがよくなっています。

画像診断の結果だけで諦めないでいただきたい

当院の患者様の年齢別割合をみると、30歳から50歳代までのまさに働き盛りの方たちが約6割と一番多くいらっしゃいます。しかし、10歳未満から20歳代の若年者の方々、70歳以上の高齢者の方々までとその幅は広く、皆さん何らかの痛みを訴えて来院されています。

私は、この「浮かせて」治すFMT療法を腰痛の改善だけでなく、首、肩、膝、O脚など様々な症状の改善に応用していこうと考えています。痛みやしびれで悩まれている方々を、その苦しみから解放させたいのです。

患者様には、画像診断の結果だけで諦めないでいただきたいと伝えています。原因は一つだけとは限りません。まず、何故そういう状態になってしまったのかを知ること。それは症状を改善するためにも、症状を悪化させないためにも大切と話しています。

当院では過去の傷病歴や日常生活での姿勢や動作などを聞かせていただき、今の患者様の関節や筋肉の状態などから、なぜ腰痛になったのか、今後どういった症状が出やすいのかを話させていただいています。その上で、普段どういうことに気をつけたらよいのか、ご自身でできる予防法はどんな方法があるのかをお伝えしています。

薬に頼らない体づくりを基本とし、心と体のバランスをとることが大切です。現代人は筋肉の硬さによって様々な体の不調が出ている場合も多いため、温熱高周波療法を併用し当院独自の施術で筋肉を深部まで温めながら緩めていき、腰痛だけでなく様々な体の不調を改善しています。

症状を改善することは、健康的な生活を送る上で重要なことですが、改善できたら治療終了ではなく、予防していくことが最も大切です。普段から身体のケアをすることが腰痛で悩まされなくなる一番の方法です。わかってはいるけど何をしたらいいのかわからない、時間がないという方もいるかもしれませんが、それをたった10分で実現できるのがＦＭＴ腰痛治療なのです。

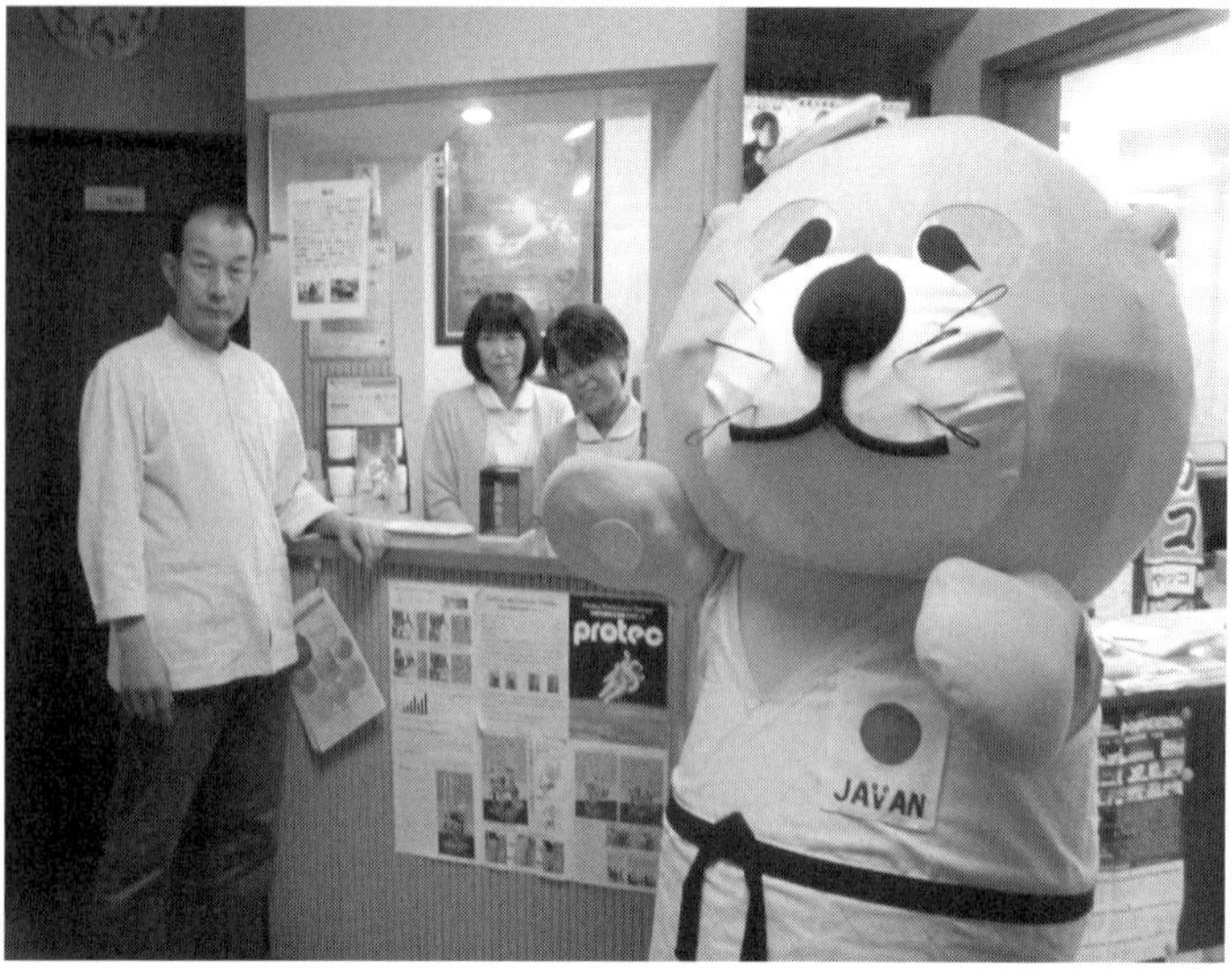

スポーツ救護チームAJASTのマスコットキャラ「やわらッコ」の"突撃"訪問

諦めないで「重い腰を上げて」宇宙体験のファーストシートで腰痛克服！

中島正勝

なかじま まさかつ
中島接骨院院長
柔道整復師

1963年愛知県生まれ。柔道師範である叔父の勧めで米田柔整専門学校に入学。柔道整復師免許を取得。名古屋、豊橋の老舗接骨院で柔道整復術の真髄、骨折、脱臼の整復、治療に研鑽。全国有名治療家に師事し、さまざまな治療法、矯正法を修得。1988年に中島接骨院を開院する。至誠惻怛の精神と天性の明るさで痛みに悩む患者を元気に回復へと導く。FMT腰痛治療法の中川先生監修による「産後ママの骨盤ケア」も導入。さらに「筋膜リリース」や脳から治すBSEや全身の歪みを一瞬で取り除くGeon療法等も実践する。ケアマネジャーの資格も保有し、豊橋市の介護認定審査会委員として活動。スポーツ救護チーム「AJAST」としても活躍する。

●中島接骨院
〒440-0085 愛知県豊橋市下地町5-15-1
☎0532-53-3270 http://www.do-sebone.biz

ＦＭＴ腰痛治療法は、腰痛患者にとって最後の砦となります

目の前にいる患者様を何とか楽にして差し上げたい！　お帰りになる時には少しでも痛みを軽くしてあげたい！　そんな一心で28年間、多くの患者様と向き合ってきました。

幕末の陽明学者で、当時の備中松山藩を財政難から救った山田方谷が越後長岡藩の河井継之助に送った言葉に「至誠惻怛《しせいそくだつ》」があります。まごころをもって、人の痛み・悲しみを理解するという意味ですが、私たち医療に携わる者にとって最も大切な精神です。私は常に痛い方の気持ちになり、患者様目線で接するように心掛けています。

そしてこれまで様々な治療法、カイロプラクティック、矯正法を学び修得、実践してきましたがどうしても越えられない壁がありました。重度の腰痛症の方は激しい痛みのために診療台に寝ることも座ることもできません。当然治療行為が行えません。そんな時にＦＭＴ腰痛治療法を知りました。さらに、中川先生が開発されたニュートンメソッドや腰痛理論を学ぶことによって、自分の知識やスキルをさらに向上させることができました。ＦＭＴ療法を導入することで、腰椎椎間板ヘルニア、腰部脊柱管狭窄症、重度のギックリ腰などの治療に、今まで以上に自信を持って取り組むことができるようになったので

す。どこへ行っても、何をやっても、いつまで経っても治らなかった痛みが良くなり笑顔が生まれる。それが嬉しくてたまりません。

　ＦＭＴ療法は腰痛患者にとっての最後の砦であると言えるまでになりました。しかし、一方で私たち柔道整復師がＦＭＴ療法をもってしても手を出せない領域、治療困難な症例があることも知らされました。そのような患者様には理由を明確にお伝えし、一刻も早く整形外科等の専門医へご紹介するようにしています。そうすることが私たちの責任であるとともに、患者様にとって一番有益であり、早期に社会復帰されるお手伝いだと考えているからに他なりません。

　医学の世界も日進月歩。新しい知識や情報

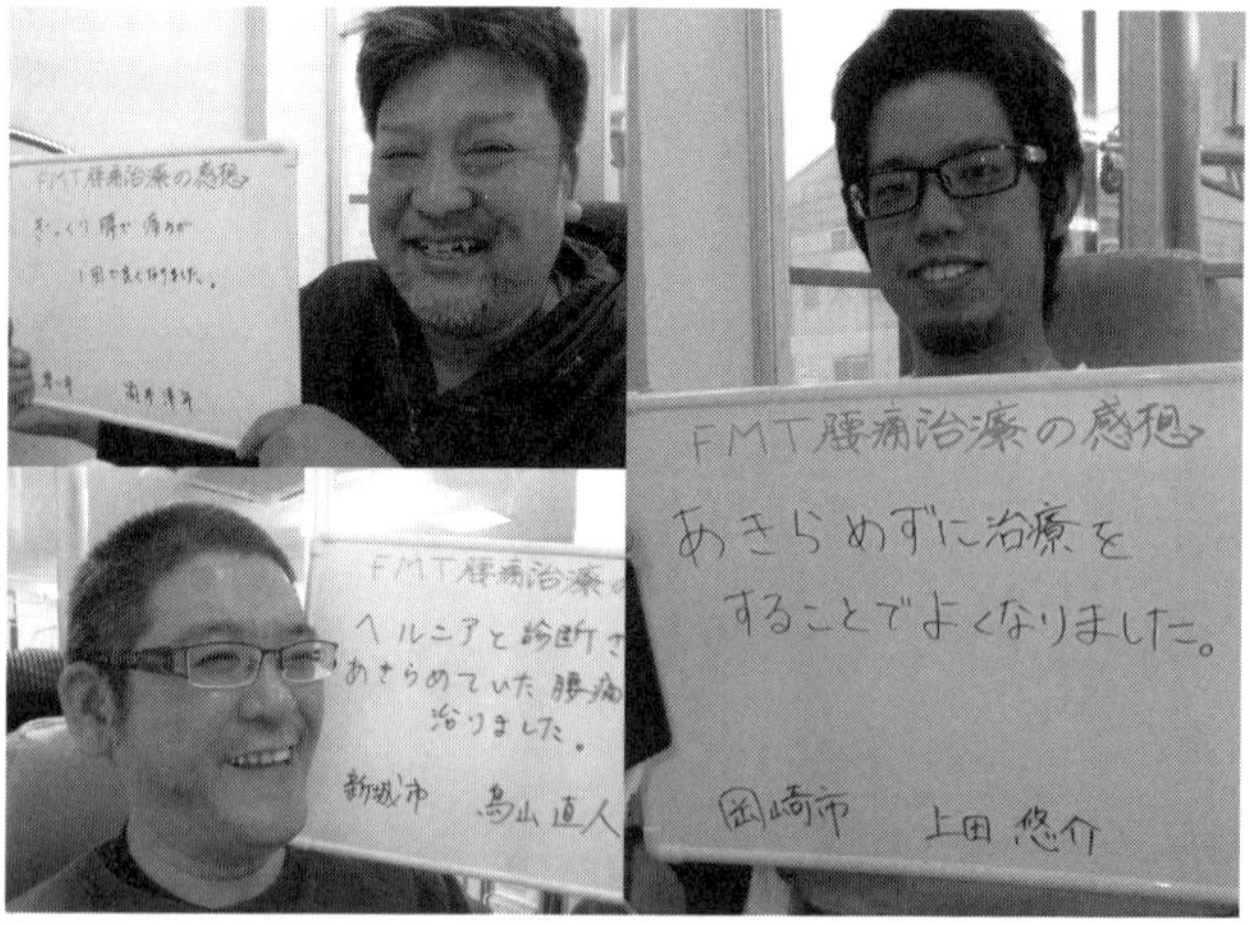
FMT腰痛治療の感想
あきらめずに治療をすることでよくなりました。
岡崎市　上田悠介

多くの患者様から感謝の声が寄せられています

にも真摯に耳を傾け、当院を選んで来てくださった方々がお元気に笑顔を取り戻すその日まで最善の治療を行います。私は患者様が治っていくことが喜びでありそのために技術を磨く努力は惜しみません。

解剖学的、物理学的にも非の打ち所のない〝世界最効法の治療〟

当院では平成24年から「プロテック」を使用したFMT療法を実践してきました。以来4年が経過したことになりますが、徐々にこの治療法および効果が一般に認識されるようになると、圧倒的に腰痛の患者様が多く来院されるようになりました。中でも、ギックリ腰、腰椎椎間板ヘルニアを発症されている30歳から40歳の男性が多くいらっしゃいます。この世代は働き盛りであり、会社のため、家庭のために第一線で仕事をしていかなければならない方々です。そのため、痛みを我慢し、無理を重ねて症状をさらに悪化させてしまいかねません。私はこのような患者様にこそ、「プロテック」を使用したFMT療法が必要であり、最善の方法であると考えています。

また、この世代の方でこのような「プロテック」ファンがいらっしゃいます。ゴルフに行かれる前に「プロテック」を使ったストレッチ、ニュートンメソッドを実践するとパフォーマンスが向上し「良いスコアが出せた！」とおっしゃるのです。私はこのような報告を受けるにつけ、「プロテック」の完成度の高さと素晴らしさを認めないわけにはいきません。中川先生が説く腰痛理論を学べば学ぶほど、この方法が解剖学的、物理学的に整合性が取れており、非の打ち所のない〝世界最効法の治療〟であると確信するまでに至りました。当院が〝より専門性の高い腰痛治療に特化した接骨院〟として腰を入れるのも、そこに理由があるのです。

「プロテック」を使った椎活で痛み解消。念願の職場復帰

■症例／30歳 男性 会社員

ここでご紹介する患者様は、腰から左大腿部にかけて痛みとしびれがあり、姿勢は疼痛性側彎により身体が傾いた状態でした。座位、臥床も苦痛であり、当然、日々の仕事も手が付けられないので休職を余儀なくされているとのことでした。働き盛りの男性にとって、痛み以上に辛いことで、精神的にもかなり参っていらっしゃいました。病院でＭＲＩ検査の結果ヘルニアと診断され、鎮痛剤を処方されるも痛みは変わらず、硬膜外神経ブロック注射を行っても、痛みが和らぐのはほんの僅かの時間だけで、また元に戻ってしまい

ます。医者からは手術も適応とまで言われていたといいます。そのような状態の時に、当院に来院されたのです。横になれないため、さっそく「プロテック」を使用したFMT療法を行うことにしました。しばらくは、椎活（除圧することで椎間板の再生活動を促す行為）を行うことをご説明し、同意の上実施。するとどうでしょう、1日目が終了した時点で疼痛性側彎が解消し、腰から足にかけての痛みが感じられないとおっしゃるのです。ペインスコアは10→3にまで減少しました。これには私自身が腰を抜かしました。続けて実施した2日目には、10→1へと、ほぼ2回で軽減し自分の目を疑ったくらいです。治療を続けることで次第に良くなっていく様子がご自分でもわかり、さらに治療意欲が向上して改善へと導かれました。そしてこの患者様は見事に職場復帰を果たされたのでした。

これは「プロテック」を使用したFMT療法のほんの一例に過ぎませんが、FMT療法だからこそ成し得たことであり、世界に二つとないONLY ONEの椎活(椎間板の再生活動)こそがヘルニア治療には最良の方法であると私は確信しています。

激しい腰痛に悩む読者の皆さん、まず「自分も治るかもしれない」と心に念じてください。その時、あなたの脳から腰痛治療のスイッチが入ります。すでに治療は始まっているのです。どうか、そのご自分の痛みを諦めないで今すぐ！「重い腰を上げてください」

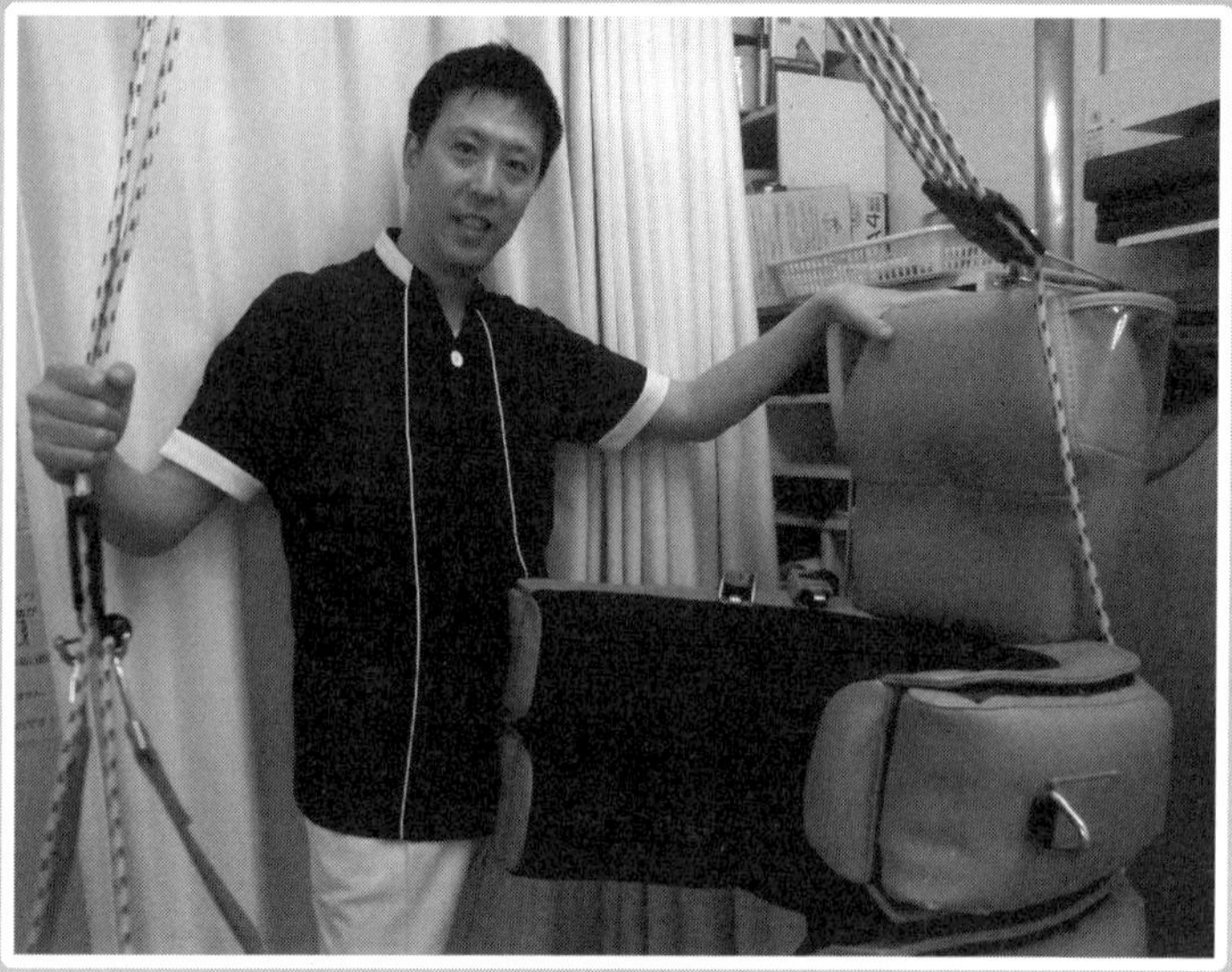

FMT療法に、他の治療法を組み合わせながら、より高い相乗効果を生み出す

西田佳訓

にしだ よしのり
にしだ鍼灸整骨院院長
鍼灸師　柔道整復師

1973年奈良県生まれ。明治東洋医学院専門学校を卒業後、鍼灸師の免許を取得。さらに行岡整復専門学校を卒業し、柔道整復師の資格を取得する。奈良市内のクリニックに10年間勤務。その後、大阪府摂津市内にて、にしだ鍼灸整骨院を開業。さらなる技術の進歩、知識の向上のため、全国の勉強会に積極的に参加。各種研究会にも所属し研鑽を積んでいる。現在、全国鍼灸柔整協同組合会員、国際マッケンジー協会認定資格、骨筋画像研究会所属、ANS自律神経研究会所属。にしだ鍼灸整骨院では、人の血液・血流に注目し、脳血流量アップ、自律神経の乱れを調整することにこだわった治療を実施している。

●にしだ鍼灸整骨院

〒566-0074 大阪府摂津市東一津屋16-23-105グレーシア大西
☎06-6827-2211 http://nishida-sinkyu-seikotsuin.jimdo.com

その痛みの原因がどこにあるのかを明確にすることが重要

これまでの腰痛治療は、ベッドに横になっていただくか、あるいは椅子に座った状態で行うことが一般的でした。ところが「プロテック」を使ったＦＭＴ腰痛治療法は、腰を浮かせて行うという斬新な発想によるものでした。当院ではこれまで、腰部牽引器を使用して治療にあたってきましたが、２０１２年の腰痛治療ガイドラインで〝腰部牽引は効果があるというエビデンスがない〟という発表がなされたことをきっかけに、思いきって腰部牽引器を処分し、前々から注目していた「プロテック」を導入してＦＭＴ療法を取り入れる決心をしました。腰痛の一番の原因である腰にかかる上半身の重みを取り除き、なおかつ他の部位に負担をかけないＦＭＴ治療法こそ最善だと考えたからです。

当院には、首、肩、手、腰、膝などに痛みを抱えて来られる方や、頭痛の方、自律神経系の症状でお悩みの方など、あらゆる症状の方が来院されます。ここで注意しなければいけないことは、患者様が痛いと感じられている部位が、その痛みの原因ではない場合が多々あるということです。例えば、画像検査で骨や軟骨の異常が写ったからといって、必ずしもその箇所が今の痛みの原因とは限りません。「プロテック」を使用して患者様の体を浮かせている間、腰痛を感じなくなる方は、たとえ画像検査でヘルニアや狭窄などの症状が写っていたとしても、それが直接の痛みの原因になっていない場合があります。逆に痛みの度合いに変化がない患者様は、画像検査上に写っている通りヘルニア、狭窄などの症状が原因となっている場合や、内臓の疾患からくる腰痛の可能性もあるのです。「プロテック」は、良い運動療法器であると同時に、素晴らしい診断器でもあります。まず「プロテック」で患者様の痛みがどのように変化するかを観察すれば、その痛みが私どものような整骨院で対応できるかどうか、容易に判断ができます。「プロテック」は、私に優れた診断力を与えてくれた腰痛治療器でもあったのです。

「プロテック」で原因を探り、運動療法の実施で痛みを解消

■症例／68歳　男性

これからご紹介する患者様は、2年前より特別な原因もなく腰痛が発生し、複数の病院を受診されたところ「脊柱管狭窄症」と診断されました。ひどい時は歩行困難が続き、日常生活もままならなかったため、ご本人は医師に勧められるまま手術を決意されたとのことでした。ところが奥様は手術にひどく不安を感じられ、手術以外で治す方法を探されま

した。たまたまその奥様は当院へ来院されたことがあり、その際ご覧になったFMT療法を紹介したチラシを思い出し、すぐにホームページで確認され、ご主人に手術を止めて当院に行くよう勧められたそうです。

私が初めてその患者様を拝見した時、「歩いておられるのに、なぜ手術が必要であったのか？」と、疑問に思いました。レントゲンには、脊柱管が狭窄している像が写っていたと言います。しかし、私は痛みの原因は脊柱管狭窄症によるものではないのでは？　と疑いました。「脊柱管狭窄症」と「脊柱管が狭窄」では現れる症状が全く違います。大半の方は加齢により「脊柱管が狭窄」するので、痛みの原因が狭窄によるものか

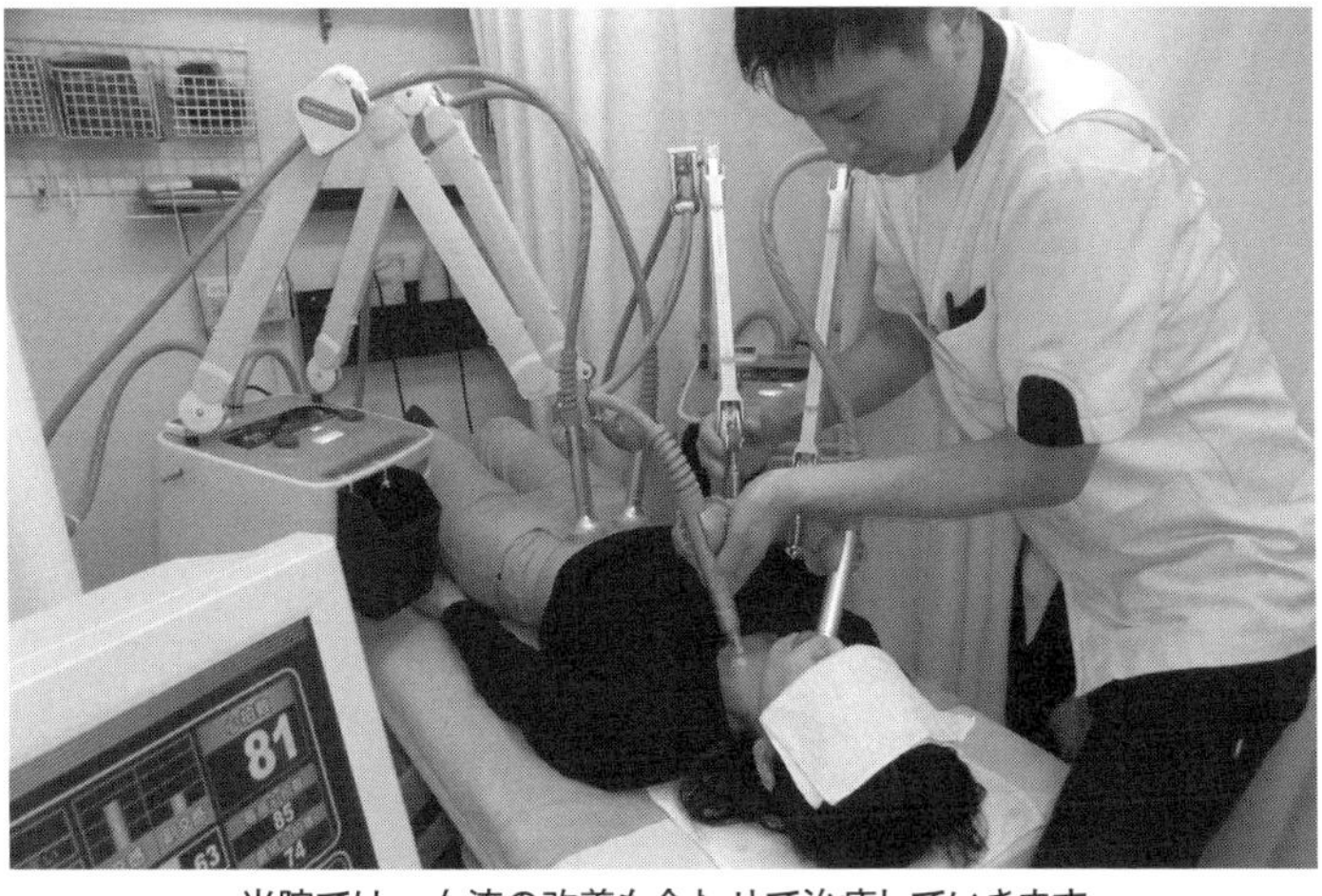

当院では、血流の改善も合わせて治療していきます

どうかの判断はつきません。ではどこに原因があるのか？　腰痛の85％は、非特異的腰痛と言ってはっきりとした原因が不明というのが腰痛のセオリーですが、この患者様もそのケースにあたるのではないかと推測しました。もしも腰痛の原因が特異的腰痛で医師の診断加療が必要と言われる腫瘍、感染症、内科的疾患、骨折等の場合には、安静にしていても痛みを感じます。従って、そういう方は「プロテック」を使用しても症状に変化がないはずです。しかし、この患者様は、「プロテック」で浮かせている間、痛みはありませんでした。これで重篤な問題が痛みの直接の原因ではないと判断できました。

浮かせている時の状態を見て、「プロテック」での運動療法を行っても大丈夫だと判断し、軽い運動療法を実施しました。初回の治療で痛みがかなり軽減され、ご本人も相当驚かれました。現在は、週2回の治療を継続して行っており、先日は階段を降りる際に、手すりをつかまることとすら忘れていたというほど回復されています。ご本人も手術をしなくて本当に良かったと、心から喜んでおられる様子でした。

脳の血流量アップと自律神経の乱れを調整する

私は、患者様の痛みや病気を治すのは、患者様ご自身の血液、つまり赤血球や白血球、血しょう板であり、その血液の流れであると考えています。ではなぜ血液にその力があるのか、それは血液が生きている細胞から成り立っているからです。生きているからこそ治せるのです。飲み薬や湿布、注射などは生きているものではありません。ですから一時的に痛みを和らげることはできても、根本的にそれらに治す力はありません。

さらに、患部の血流をアップさせることも大変重要です。患部の血流を調整している役割は脳にありますから、まずは脳の血流をアップさせる必要があります。

当院ではまず喉元にある星状神経節に、スーパーライザーPXという治療器を用いて近赤外線を照射します。これを星状神経節レーザー照射治療といいます。次に、「プロテック」を使用したFMT療法や、その他の物療機器を用いて、患者様お一人おひとりの痛みに合わせて、痛みのある部位を治療していきます。さらに痛みのある部位だけでなく、痛みが出ない体にするため、血流や自律神経の見地から体全体を整えていきます。

「プロテック」を使ったFMT療法は、他の治療法や治療器と組み合わせたときに大きな力を発揮し、相乗効果を生み出すと考えています。私はスーパーライザーPXのほか、マッケンジー法、鍼治療、電気治療などさまざまな治療法と組み合わせることによって、総合的な治療効果が表れるものだと確信しています。

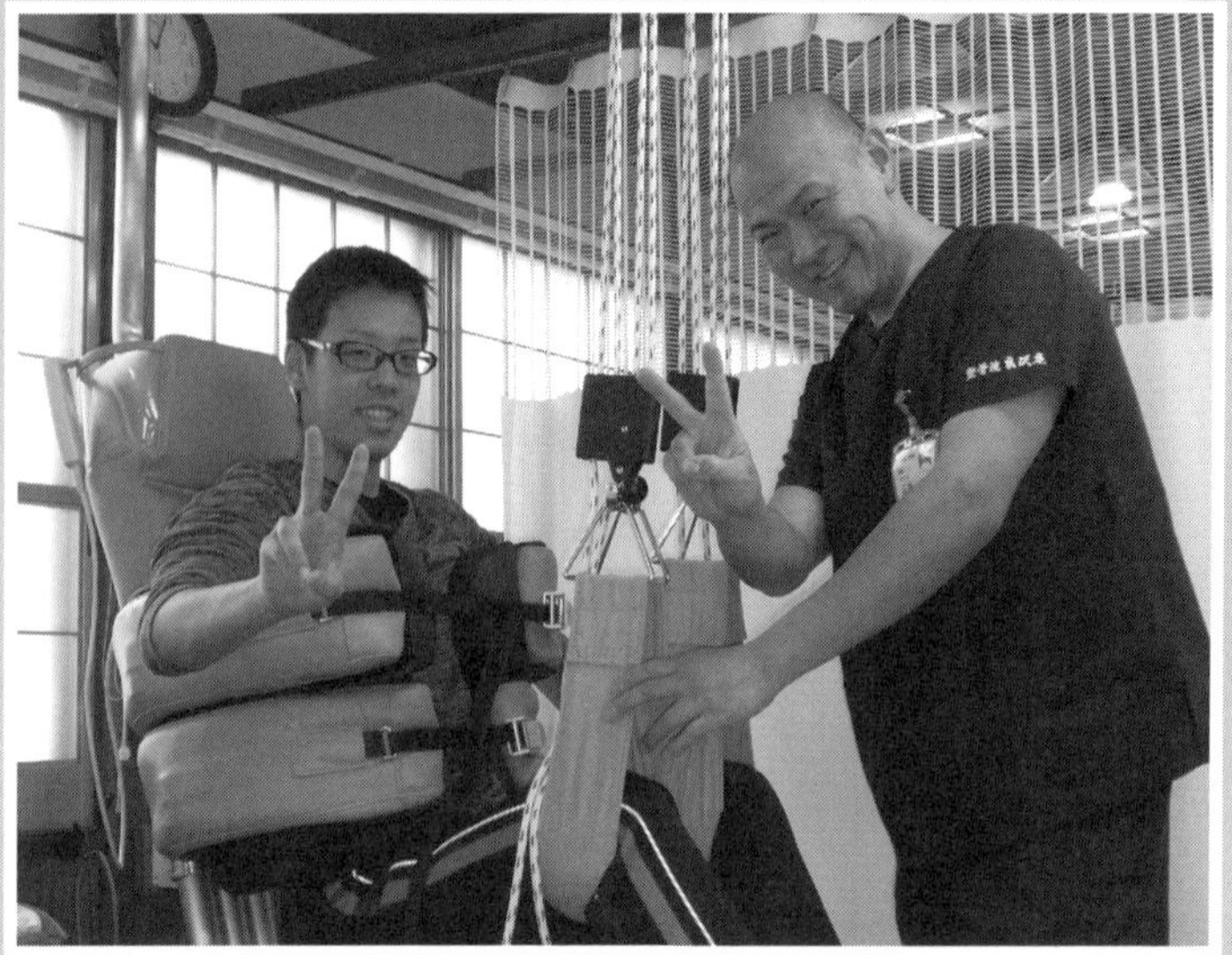

腰痛に「原因」、施術に「理由」
体験会・周知活動を通じ
FMT療法であきらめない腰痛

正岡良卓

まさおか よしたか
からだ再生工房りょうたく庵院長
柔道整復師

1965年愛媛県生まれ。1984年岡山大学に入学。アメリカンフットボールに出会い、貴重な体験を重ねる中でさまざまなことを学ぶ。大学卒業後、三和銀行に入行。行員生活を送るも母校のアメリカンフットボール部への想いを断ち切れず1998年に退職。約10年間にわたり母校のコーチなどを務める。その間、朝日医療技術専門学校（岡山市）に入学する。2005年柔道整復師の資格を取得。その後、目黒整骨院（現ついてるケア整骨院グループ）に勤務する。2007年、母の死去により故郷である愛媛県今治市に帰郷。2008年9月に整骨院良沢庵（からだ再生工房りょうたく庵）を開院。

●からだ再生工房りょうたく庵

〒794-0801 愛媛県今治市東鳥生町2-2-33

☎0898-31-4874　http://ryotaku-an.jp

痛みは身体からのサイン、しっかり向き合っていきましょう

「原因のない痛みはない」これが私の信念です。「85%が原因不明」と言われる腰痛ですが、たとえその原因が精神的なものであるとしても、そこに至ってしまった「原因」が必ずあると私は考えます。

根っこにあるのは、学生時代から社会人選手、そして大学のコーチとして関わってきたアメリカンフットボールです。私はこのスポーツから多くのことを学び、そして得ました。アメフトのゲームは1プレー1プレーがとぎれとぎれです。例えるなら、ラグビーは腕相撲でアメフトはジャンケン。ジャンケンで次に出す手を何にするか考えるように、アメフトでのプレーの選択にも必ず「理由」があります。そしてそのプレーを成功させるため、フィールド上の選手全員の個々の動きにも「理由」があります。相手のあることですから、1プレーごとに「結果」が出ます。そしてその「結果」が次のプレー選択の「理由」となり、その積み重ねがゲームでの「勝敗」となる。これがアメフトです。なにより大切なのは「理由」があることです。たとえその1プレーの「結果」が望ましいものでなかったとしても、「結果」を導き出した「理由」があるから、次の「対策」が打てるのです。

「施術」においても同じだと考えます。「勝つためにプレーを選択」するように、「患者様に良くなっていただくために施術を選択」します。「原因のない痛みはない」すなわち「理由のない施術はしない」。「選択する施術」の「理由」はすべて患者様の「痛み」の中にあるのです。痛みは身体からのサイン、しっかり向き合っていきましょう。

長年の経験から急性・慢性ともに「腰痛ならお任せください」の自負はありましたが、それに伴う坐骨神経痛の解消・軽減には今一つ納得がいかない状況が続いておりました。「ポイントは椎間板の修復なんだけどなぁ。でも、どうやって？」という壁にぶち当たっていたそんな時に出会ったのが

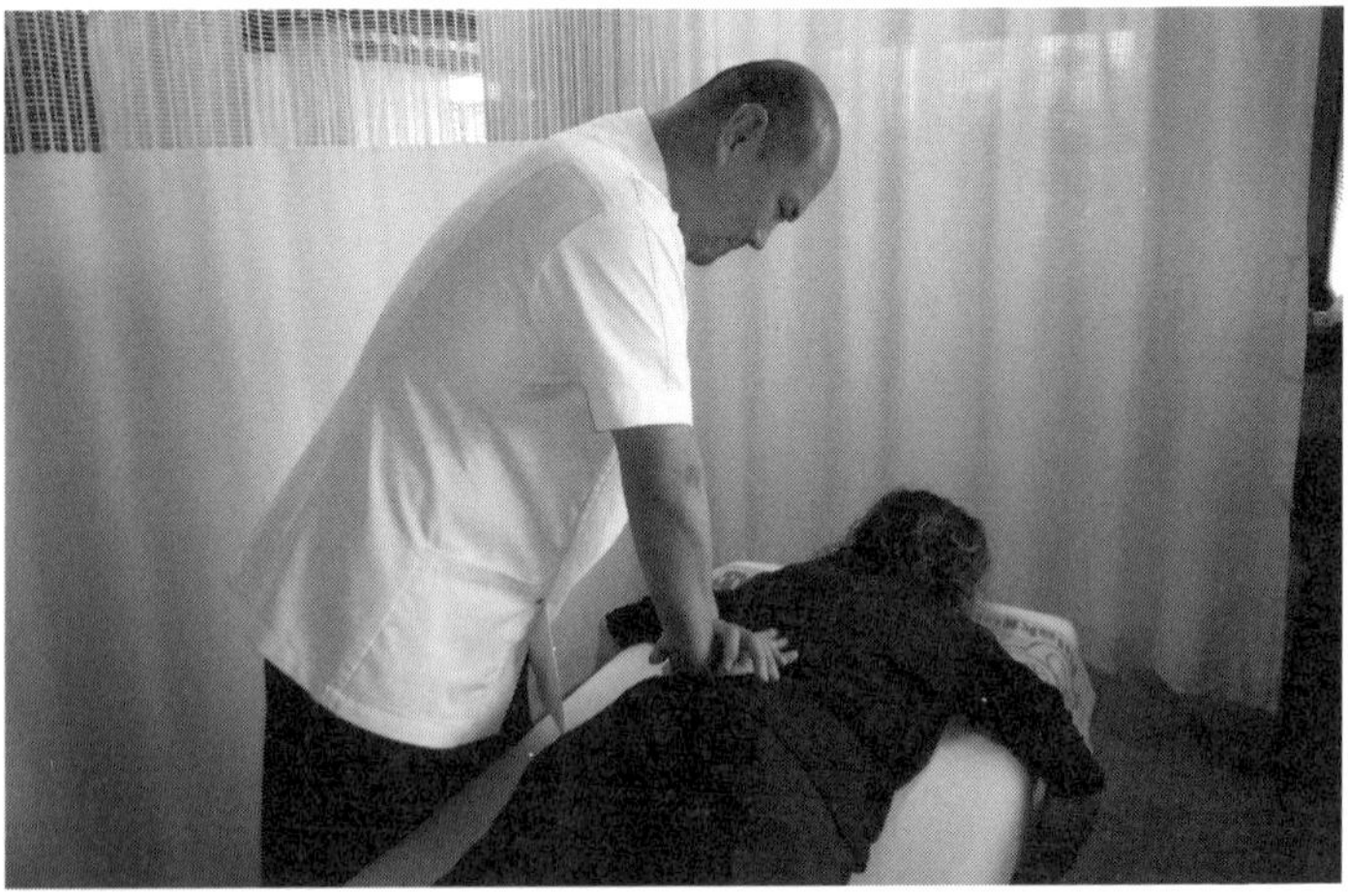

「原因のない痛みはない」と考える正岡先生

「プロテック」でした。加齢やオーバーユースからくる椎間板の変性、またその周囲の筋緊張やその両者の合併からくる腰痛や坐骨神経痛の改善に、「プロテック」は大きな役割を果たしてくれるという確信をつかみました。

坐骨神経痛治療では、現在「プロテック」によるFMT療法に加えて、電気療法と手技による施術を組み合わせ、患者様一人ひとりの状態と「施術」の効果を確認しながら行っています。一回の施術で望む結果が出ないこともあるかも知れません。ですがその施術に理由がある限り、その結果が次の施術を選択する理由となるのです。私の中ではそれはまさに、アメリカンフットボールそのものなんですね。

椎間板の修復、股関節屈筋群の緊張緩和で痛み解消

■症例／80歳（初検時）男性　農業

お尻から脚へかけての痛みのため一人では歩くことができず、息子さんのお嫁さんに付き添われて来院された男性の症例です。

この患者様は、長年レンコン畑で働いてこられました。お仕事での前かがみの姿勢やレンコンを引き抜く動作が腰にとって大きな負担となるのは容易に想像がつきますが、実は

ぬかるんだ畑では、歩くだけでも考えられないくらいの強い力で腿を高く上げることが必要となります。すべての動作で支点となる腰には絶えず強い圧力がかかり続け、さらに加齢も加わり椎間板や腰椎が変形してしまっていたようです。ご本人のお話しでは、5年程前（75歳あたり）から症状が出始めて痛みに悩まされていたとのことでした。

何はともあれ主訴以外、特に腰に激しい炎症反応がないため椎間板やその周囲に急激な損傷はないと判断し、取るものも取りあえず「プロテック」を使っていただくことにしたのです。

お尻が浮いたその瞬間です。先ほどまで「うんうん」唸っておられた患者様の表情が一変。「ありゃっ、痛ぉないがな」と笑顔に。するとその様子を横でご覧になってたお嫁さん。嬉しさのあまり、泣き出されてしまいました。こんなにもお義父さまのことを心配されたお嫁さんのお気持ちと、お嫁さんから大切に思われているお義父さまのお人柄のよさ。そんなご家族のお役に立てたことに、私自身も胸がいっぱいになってしまいました。

この患者様へは2週間にわたって毎日「プロテック」によるFMT療法を実施しました。そのうち週2回は電気療法と手技による施術を組み合わせて行いました。するとまず、自力での寝返りや起床動作が可能になりました。その後1か月は週2回、「プロテック」による手技、電気療法を実施。その時点で50メートルほどの自力歩行が可能になりました。その後は週1回の来院時に「プロテック」と手技のみの施術を行い、現在に至っています。

2年が経過した現在、時折右下腿部外側に若干の痛みや違和感が出る時があるようですが、2年前には考えられないような笑顔でグラウンドゴルフを楽しまれています。

「プロテック」を多くの方々に体験してほしいから

これまで交通事故治療・むちうち症と腰痛・坐骨神経痛を中心に、患者様が抱える痛みの解消に取り組んできましたが、その経験から、もっと多くの方々に「プロテック」の素晴らしさを実際に体験していただきたいとの思いが強くなってきました。

「プロテック」の理論や仕組み、その高い効果などを一人でも多くの方々に知っていただくため「プロテック」の体験会を通じ、地域のイベントや異業種の交流会などで、腰痛・坐骨神経痛、あるいはむちうち症などのメカニズムや解消法についての周知活動を行っていきたいと考えています。

痛みの原因を一つひとつ探り、掘り下げていきましょう！　そうすればきっと何かが見えてくるはずです。痛みをあきらめるのは、まだ早いのです！

おわりに

私は、25歳で脱サラをしてから、「人に感謝される仕事、一生涯できる仕事をしたい」という気持からカイロプラクターとしての経験を積み、その後、柔道整復師の資格を取得して独立開業をはたし、以来今日に至っています。

この仕事をしていて何が嬉しいかというと、何といっても、患者さんから「ありがとうございました」と感謝の言葉をかけていただけることです。

こちらが治療費用をいただいているのに、患者さんから「先生、お蔭さまで良くなりました」と感謝されるのは、本当に有り難く、そうした経験の積み重ねが諦めない施術のモチベーションにつながっています。

これまで手技療法家として数多くの患者さんと接してきた中で、腰痛で悩んでいる方々があまりにも多く、西洋医学の標準治療や保存的療法でも改善しないケースをたくさん見てきました。

とりわけ、腰痛によるつらさや生活上の不便さを拭えないという、ご本人にとっての苦しみやご家族の方々のご苦労はもとより、腰痛で苦しんでいる働き盛りの方があまりにも多いことから、これは社会的な損失でもあると思われてなりません。

そして、多くの老若男女が、腰痛が治癒することを諦めていたり、治せる治療法があることを知らないため、医師に勧められるまま手術に踏みきったり、ブロック注射や痛み止めだけに頼らざるを得ない状況を見るにつけ、一刻も早くこのＦＭＴ腰痛治療を広く知っていただければとの思いが募るばかりです。

きっと、この本を手にしてくださったあなたも、またあなたの周りにも、腰痛で苦しんでいる方がいらっしゃると思います。

腰痛は画像診断だけでは限界があります。身体の動きの中から鑑別診断を行える技術を持つ柔道整復師が、浮かせて治す腰痛治療器「プロテック」を用いることで、まったく新しい〝鬼に金棒〟的な治療法が生まれ、諦めていた重度の腰痛に対しても早期の運動療法が可能になりました。

どうぞ、私たちが自信を持ってお薦めするこのＦＭＴ腰痛治療法を選択肢の一つに加え、同じ腰痛で苦しんでいる方々にもぜひお知らせしていただきたいと思います。

もうこれ以上、無用な治療、効果が期待できない治療で、時間やお金を浪費することはやめましょう。

私たちＦＭＴ腰痛治療に携わる者は、患者さんに遠回りさせることなく安全で理にかなった治療法を腰痛でお悩みの方々にぜひとも体験していただきたいと切に願っています。

２０１２年に発足した「一般社団法人日本ＦＭＴ腰痛治療協会」は、全国に仲間がいて、毎日数多くの患者さんがこのＦＭＴ腰痛治療を受けて、驚きと共に著しい回復をみせています。

協会員一同、来院してくださった患者さんが一刻も早く回復して、従来通りの日常生活や仕事に復帰され、趣味の楽しみを取り戻していただけるよう、ベストを尽くす決意でいます。

そして、ＦＭＴ腰痛治療というまったく新しいこの治療法が広がることによって、必ずや〝腰痛治療革命〟が起こるであろうと確信しています。

より多くの人たちが、足腰が強くていつまでも元気なら、社会も活性化するはずです。

そのためには、読者の皆さまのご理解と、腰痛患者さんの賢明なる第一歩が求められています。

どうぞ、一日も早く腰の痛みから解放されて楽になるために、安心して、私たちのＦＭ

T腰痛治療法の扉を開いてみてください。

心よりお待ちしております。

本書は、城内博先生（日本大学理工学部教授、医学博士）、片根文男氏（株式会社メディカ代表取締役）の業績があってはじめて執筆することができたものです。深く感謝申し上げます。また、刊行について現代書林の浅尾浩人氏のご尽力をいただきました。ありがとうございました。

著者　中川忠典

【参考文献】

『腰痛診療ガイドライン2012』（南江堂）
『カパンディ関節の生理学』（医歯薬出版）
『腰痛をめぐる常識の嘘』（金原出版）
『続・腰痛をめぐる常識のウソ』（金原出版）
『IDストレッチング』（三輪書店）
『腰痛クリニカルプラクティス』（中山書店）
『急性腰痛の最新治療』（医薬ジャーナル社）
『ボディ・ナビゲーション』（医道の日本社）
『クリニカルマッサージ』（医道の日本社）
『EBM物理療法』（医歯薬出版）
『名医に学ぶ腰痛診療のコツ』（永井書店）
『腰背部の痛み』（南江堂）
『腰診療マニュアル』（医歯薬出版）
『脊柱モーション・パルペーション』（科学新聞社）
『MANAGING LOW BACK PAIN』（Churchill Livingstone）
『腰痛のマネジメント』（医学書院）
『非特異的腰痛のプライマリ・ケア』（三輪書店）

『腰痛診療ガイド』（日本医事新報社）
『腰痛のリハビリテーションとリコンディショニング』（文光堂）
『これだけは知っておきたい腰痛の病態とその理学療法アプローチ』（文光堂）
『腰部脊柱管狭窄症診療ガイドライン２０１１』（南江堂）
『腰椎椎間板ヘルニア診療ガイドライン』（南江堂）

FMT腰痛治療法を実践する
全国の治療家たち

埼玉県

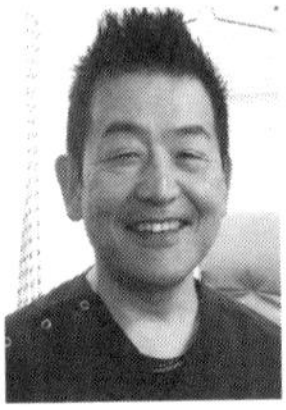

中川忠典
なかがわただのり
ニュートン整骨院
院長

〒330-0055
埼玉県さいたま市浦和区東高砂町3-2
ハイフィールドビル3F
☎048-829-9421
http://www.newton-fmt.com/

群馬県

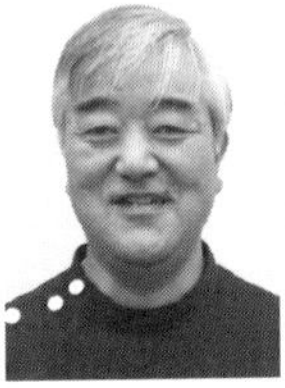

原澤勇人
はらざわゆうと
温熱整骨院原澤
院長

〒377-0424
群馬県吾妻郡中之条町中之条947-2
☎0279-75-9871
http://seikotsu-harasawa.com/

埼玉県

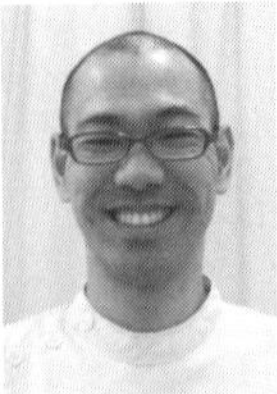

磯部直之
いそべなおゆき
健向接骨院
院長

〒338-0832
埼玉県さいたま市桜区 3-3-17
☎048-838-5218
http://kenkou-g.jp/

群馬県

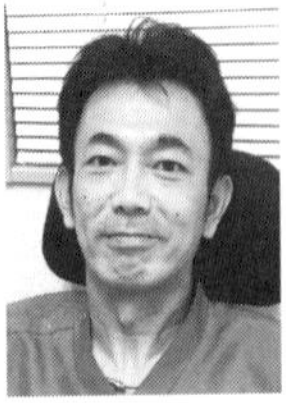

山﨑　剛
やまざきたけし
山﨑接骨院
院長

〒370-0514
群馬県邑楽郡大泉町朝日1-7-12
☎0276-62-7567
http://yamazaki-sekkotuin.com/

埼玉県

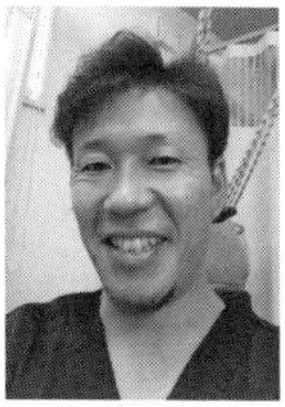

津久井順一
つくいじゅんいち

つくい整骨院
院長

〒369-1246
埼玉県深谷市小前田1271-2
☎048-501-7301

埼玉県

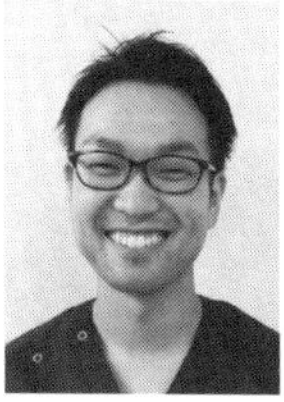

中島大悟
なかじまだいご

康生ニュートン整骨院
院長

〒338-0002
埼玉県さいたま市中央区下落合 6-10-5
☎048-854-9942
http://www.kousei-newton.com/

神奈川県

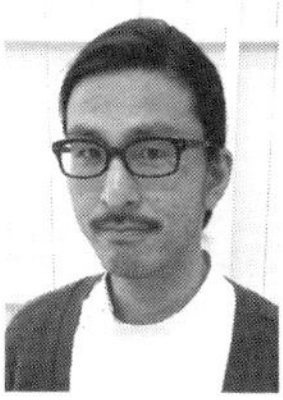

平元宣之
ひらもとのぶゆき

のぶ鍼灸整骨院
院長

〒259-0305
神奈川県足柄下郡湯河原町城堀90-1
☎0465-46-8200
http://www.nobuhari.jp/

埼玉県

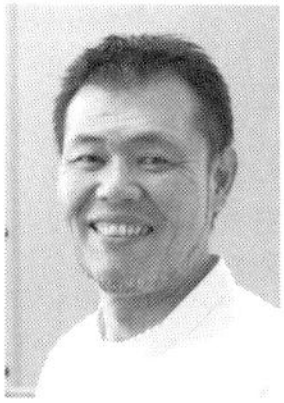

鈴木　浩
すずきひろし

かずなRC治療院
院長

〒350-1143
埼玉県川越市藤原町23-6
☎049-241-3159
http://www.kazuna.biz/

静岡県

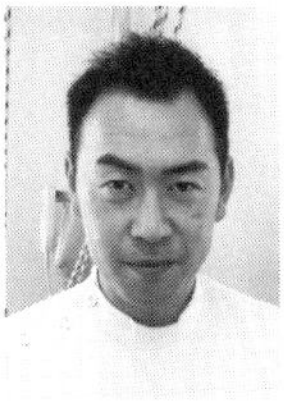

中津川　翼
なかつがわつばさ

おがさ接骨院
院長

〒437-1514
静岡県菊川市下平川1322-1
☎0537-28-9140
http://ogasabs.hamazo.tv/

埼玉県

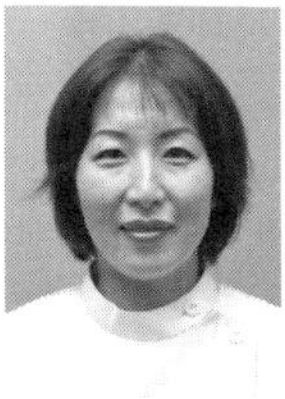

中村千明
なかむらちあき

仙豆堂接骨院
副院長

〒367-0021
埼玉県本庄市東台4-6-22
☎0495-21-4575
http://nakamura-sekkotu.com/

大阪府

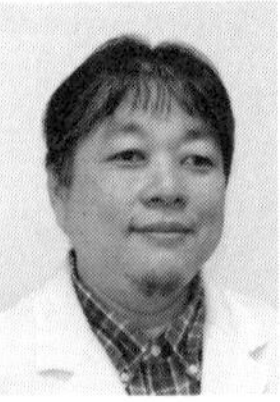

藤﨑　匠
ふじさきたくみ

たくみ養心堂鍼灸整骨院
院長

〒567-0863
大阪府茨木市沢良宜東町3-29
☎072-633-5790
http://www.takumi-youshindo.com/

愛知県

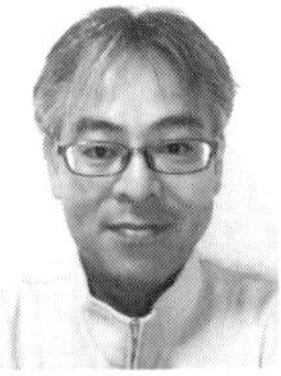

中西城一
なかにしじょういち

中西接骨院
院長

〒440-0037
愛知県豊橋市平川町28-2
☎0532-66-1687
http://www.nakanishisekkotsuin.com/

兵庫県

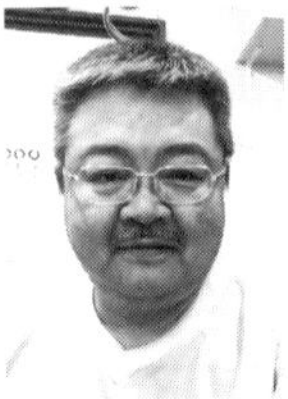

高橋啓仁
たかはしけいじ

高橋接骨院
院長

〒661-0047
兵庫県尼崎市西昆陽2丁目35-25
☎06-6433-0070

京都府

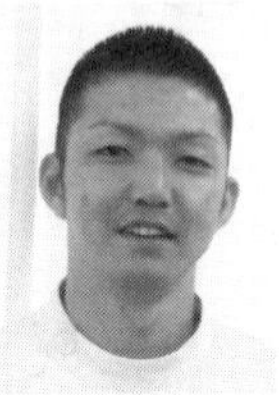

前　隆一
まえりゅういち

BMB宇治橋通り整骨院
院長

〒611-0021
京都府宇治市宇治妙楽51-3
☎0774-28-5620
http://bmb-seikotsuin.jp/

兵庫県

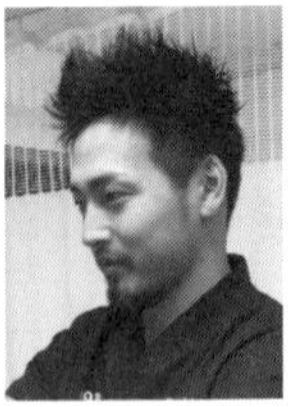

藤原直人
ふじわらなおと

神戸三宮鍼灸接骨院
SORA
院長

〒651-0094
兵庫県神戸市中央区琴ノ緒町5-5-8 6F
☎078-241-6650
http://kobexsora.com/

大阪府

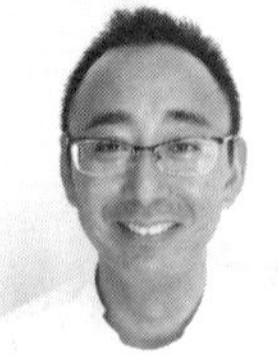

山本共弘
やまもとともひろ

ヒロ整骨院
院長

〒555-0001
大阪府大阪市西淀川区佃2-5-32
☎06-6482-3763
http://ameblo.jp/hiloseikotsuin/

福岡県

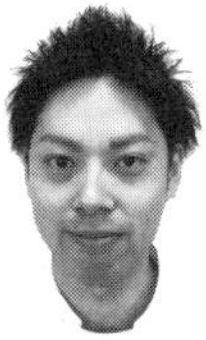

木村達哉
きむらたつや
和整骨院井尻院
院長

〒811-1302
福岡県福岡市南区井尻4-10-4-106
☎092-586-8582
http://ijiri6.com/

兵庫県

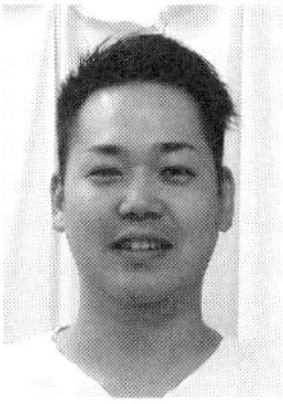

中嶋晃一
なかしまこういち
中嶋接骨院
院長

〒672-8052
兵庫県姫路市飾磨区玉地797
スイスビル2階　☎079-234-8860

福岡県

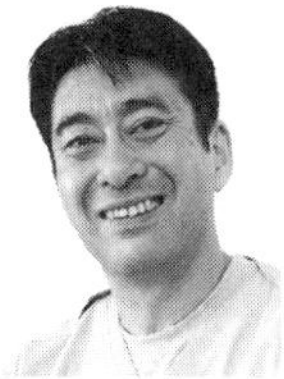

宮崎憲次郎
みやざきけんじろう
なごみ整骨院
院長

〒830-0063
福岡県久留米市荒木町荒木1257-7
☎0942-80-1896
http://nagomi-kurume.com/

兵庫県

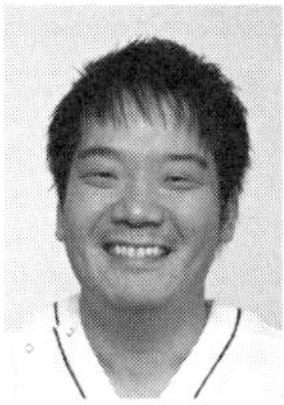

森本雅之
もりもとまさゆき
もっち鍼灸整骨院
院長

〒671-1151
兵庫県姫路市広畑早瀬町1-18-1
☎079-287-6735
http://motch29.com/

沖縄県

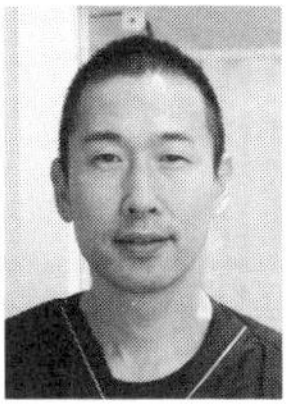

松山晟秀
まつやまなりひで
アラハバランス整骨院
院長

〒904-0117
沖縄県中頭郡北谷町北前1-16-2
☎098-936-9078
http://araha-balance.com/

和歌山県

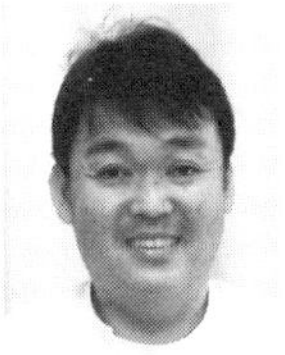

山下　譲
やましたゆずる
山下整骨院
院長

〒646-0025
和歌山県田辺市神子浜1-24-11
☎0739-26-8808
http://yamashita.aff.jp/

つらい腰痛《ようつう》は「浮《う》かせて」治《なお》す！

2016年12月19日　初版第1刷

著　者 ——————————— 中川忠典《なかがわただのり》
編　者 ——————————— 日本FMT腰痛治療協会
発行者 ——————————— 坂本桂一
発行所 ——————————— 現代書林
〒162-0053　東京都新宿区原町3-61　桂ビル
TEL／代表　03(3205)8384
振替 00140-7-42905
http://www.gendaishorin.co.jp/
カバーデザイン ———— 中曽根デザイン
イラスト ————————— 宮下やすこ
モデル ——————————— 神山 舞、赤穂順子

印刷・製本：(株) シナノパブリッシングプレス
乱丁・落丁はお取り替えいたします。

定価はカバーに
表示してあります。

ISBN978-4-7745-1610-3 C0047